한경림 박사의 대상포진 고칠 수 있다

한경림 박사의
대상포진
고칠 수 있다

한경림(김찬병원 진료원장) 지음
김찬(김찬병원 대표원장) 추천

중앙생활사

추천사

김찬(김찬병원 대표원장)

생활환경과 의료 기술이 하루가 다르게 끝없이 발전한 결과 대한민국 인구의 평균 수명이 80세 시대로 접어들게 되었다. 하지만 그와 동시에 서구적 식습관과 육체 활동이 감소함에 따라 많은 성인병의 습격을 받고 있다. 따라서 한국인들은 길어진 평균 수명만큼 많은 시간을 병원에서 보내고 있으며, 의료비 지출도 지속적으로 늘고 있다.

'통증'은 우리의 몸이 이상 상태에 있다는 것을 알려주는 중요한 신호이다. 따라서 우리 몸 건강의 가장 중요한 척도를 통증의 유무라고 보아도 될 것이다. 나는 서울에서 나의 이름을 건 통증병원을 운영할 때부터 많은 환자들을 진료했고, 그들의 통증의 고통에서 해방시키기도 했고 때로는 좌절의 순간도 겪었다.

많은 통증 질환 가운데 최근에 크게 주목받는 '대상포진'을 빼 놓을 수 없을 것 같다. 특히 면역력이 약해지는 중년 이후에 심한 통증을 동반하는 질환이라는 점을 주목할 필요가 있다. 필자인 한경림 원장은 나의 오랜 제자이자 파트너로 이 분야에 있어서 누구보다 잘 아는 전문가라고 확신한다.

이 책이 많은 대상포진 환자 및 가족들에게는 치료에 도움이 되고, 면역력이 약해지는 40대 이후 중년분들에게는 경각심을 갖고 예방할 수 있도록 도움이 되길 바란다.

머리말

2004년 샌프란시스코에 있는 캘리포니아 주립대학에 연수를 갔을 때의 일이 생각난다.

78세 미국 할아버지가 이마에 대상포진 후 신경통으로 통증이 심해 아침 일찍 병원에 찾아와 기다리면서 머리를 쥐어뜯으며 괴로워하고 있었다. 이 할아버지는 2년째 통증으로 시달리고, 있고 심한 통증이 올 때면 정신이 없어질 지경이기 때문에 운전을 할 수 없어 일상생활이 너무 힘들다고 하셨다.

미국은 우리나라와 달리 땅이 넓기 때문에 청소년부터 노인까지 운전을 하지 않으면 살기 불편하고, 생필품을 사기 위해서도 꼭 운전을 해야 하는 생활환경이다. 이 할아버지는 통증으로 고통 받는 것과 더불어 일상생활을 유지하기도 너무 힘들어, 다른 사람의 도움이 필요할 수 밖에 없다고 하셨다.

당시 나는 통증의학에 전념한지 8년이 되는 시기였고 이미 한국에서는 신경차단 기술을 이용하여 대상포진을 비롯한 많은 통증 환자들의 치료를 활발히 하고 있던 때였었기 때문에, 대상포진 통증으로 고통 받는 할아버지에게 통증 치료가 제대로 되지 못하고 있는 미국의 의료 현실이 안타까웠던 기억이 난다.

이렇듯 대상포진이라는 질환은 특히 나이가 드신 분들에게는 심각한 만성통증을 가져다주는 질환임에도 불구하고 피부에 물집이 생기면서 시작되는 병의 특징 때문에, 피부질환으로 생각하고 피부가 나아지면 치료가 끝났다고 생각하는 사람들이 많다. 심지어 의사들조차도 그렇게 생각하는 경우도 많다. 1980년대 의과대학 학생 시절 저자 또한 대상포진이라는 병은 피부과에서 배웠고 피부과에 속하는 병이라고 생각했었다.

모든 의학 분야가 21세기에 접어들면서 눈부신 발전을 하고 있지만, 특히 통증 의학에 관한 한 저자가 의과대학을 다니던 1980년대와 비교해 지금 너무나 큰 발전을 이루었다. 통증에 대한 '정의'가 달라졌다고 할 수 있다.

특히 1980년대 후반부터는 이전에는 꾀병 혹은 정신적인 문제로 여겨졌던 많은 만성 통증 질환들이 말초신경 및 중추신경계에서 일어나는 신경의 변화들에 의한 것이라는 통증의 기전들이 밝혀지면서 만성 통증에 대한 의문이 하나씩 풀려가고 있다.

이전에는 통증은 그저 병에 따라오는 증상이었던 개념에서 통증이 신경에서 기인하는 하나의 '질병'으로 정의되고, 이러한 질병에 속하는 통증을 '신경병증성 통증'이라고 부르게 되었다. 만성 통증이 말초신경과 중추신경계의 변성에 의한 것이라는 것을 밝히게 되면서, 통증의학에서는 '대상포진'이라는 병은 신경에서 기인하는 만성적인 '신경병증성 통증' 질환의 대표적인 질환으로 주목받게 되었다.

그러나 통증은 주관적이라서 외관으로 보여지지 않고 객관적인 측정이 불가능하여 대상포진의 경우 초기에 피부 상처가 아물어 버리면, 그

후에 통증을 호소하는 대상포진 후 신경통 환자들의 고통은 정확히 평가되기 어렵고 노인 환자들이 많기 때문에 그냥 방치되어 버리는 경우가 많다.

이 책은 대상포진이 더 이상 피부 질환이 아니며, 만성적인 통증을 일으키는 대표적인 '신경병증성 통증' 질환이라는 것을 알리려는 데 있다. 대상포진이 신경에서 기인하는 병이기 때문에 그로 인한 통증은 신경을 치료함으로서 완치될 수 있다는 것을 이해시키기 위한 책이기도 하다.

눈에 보이는 상처만 신경쓰다가 치료 시간을 놓쳐 버려 평생을 대상포진 통증으로 고생하는 노인 환자들을 볼 때 안타까운 마음이 이 책을 쓰게 만드는 동기가 되었다.

대상포진은 건강한 사람들은 걱정하지 않아도 되는 질환이다. 하지만 이미 몸이 쇠약하거나 노인인 경우에는 아주 심각한 만성 통증의 원인이 되는 신경 질환이라는 것을 기억하고 노약자들이 이 병으로부터 고통받지 않기를 바라는 마음이다.

2015년 저자 한경림

contents

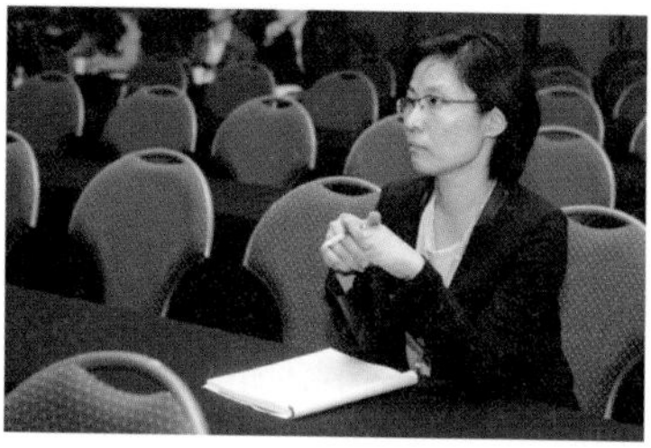

PART 2
대상포진, 온 몸 어디에도 생길 수 있다

PART 3
대상포진, 치료가 중요하다

PART

1

대상포진,
이것이 궁금하다

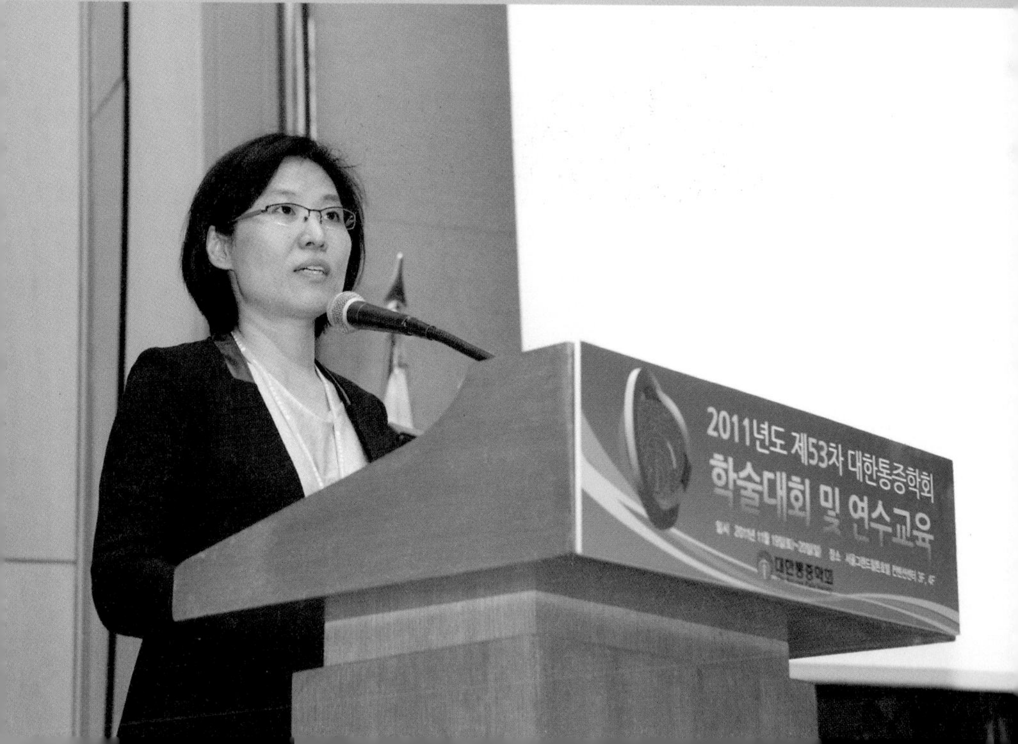

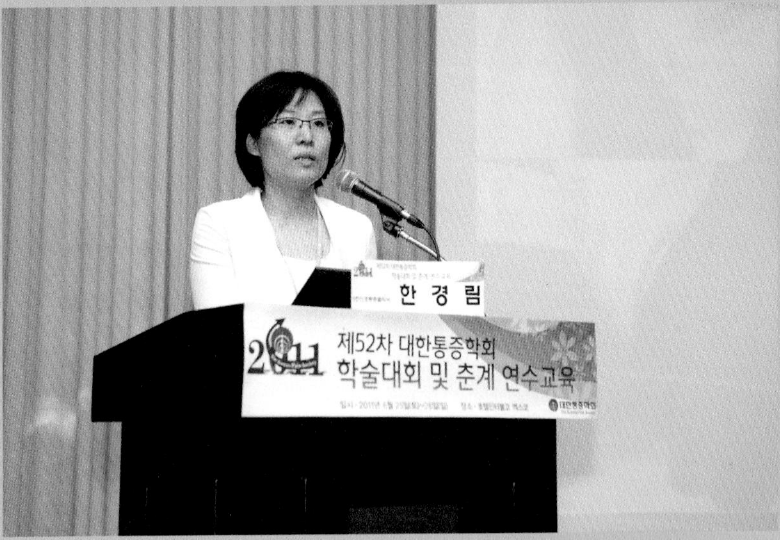
한 경 림
2011
제52차 대한통증학회
학술대회 및 춘계 연수교육

Q 대상포진, 피부과에 가야 할까?

며칠 전부터 왼쪽 눈 주위가 벌레가 기어 다니는 것처럼 간지럽고 따끔거려 다래끼인 줄 알고 약국에 들렀다. 약사는 유심히 눈 주변을 살펴보더니 다래끼가 아니라 대상포진 같으니 빨리 병원에 가보라고 권했다. 보통 대상포진 걸린 사람들을 보면 피부과를 가던데, 피부과에 가면 될까?

대상포진은 신경병이다

대상포진에 걸리면 극심한 통증과 함께 피부에 발진과 수포가 나타난다. 그래서인지 대상포진을 치료하려면 피부과로 가는 사람들이 많다. 피부과뿐만 아니라 내과에서도 대상포진을 치료하는 경우가 많아 어디서 치료를 받아야 하는지 환자들은 혼란스럽기만 하다.

대상포진은 흔히 피부에 발진이 나타나기 때문에 환자 스스로 자기 몸에 이상이 생겼다는 것을 감지할 수 있다. 문제는 대상포진이 머리끝부터 발끝까지 어느 부위에서든지 발생할 수 있기 때문에, 어느 과에 가서 진료를 받아야 할지 스스로 판단하기가 쉽지 않다는 것이다.

대상포진이 가슴에 발생하면 심한 가슴통증으로 심장에 이상이 생긴 것이라 착각할 수도 있고, 어깨에 발생하면 어깨에 문제가 생긴 줄 알고 정형외과를 찾을 수도 있다.

대상포진은 제때, 적절한 치료를 하지 않으면 심각한 합병증에 시달릴 수 있는 질병이다. 어느 병원에 가야 하는지 몰라 헤매는 동안 치료시기를 놓쳐 합병증이 생기면, 두고두고 고통 속에 살아야 할 수도 있다는 얘기다. 이런 불행을 막기 위해서는 제때, 적절한 치료를 받아야 하고, 그러려면 우선 대상포진이 어떤 병인지 정확하게 이해할 필요가 있다.

나타나는 부위와 통증의 양상은 조금씩 달라도 결국 대상포진은 바이러스 질환이다. 대상포진 바이러스는 수두 바이러스와 같은 바이러스이고, 이름도 수두 대상포진 바이러스(varicellar zoster virus, VZV)라고 불린다. 이러한 수두 대상포진 바이러스는 어릴 때 수두를 앓은 사람들에게서는 죽은 채로 감각 신경 뿌리에 남아있게 되고, 수두 감염 후 생성되었던 수두 바이러스에 대한 면역세포가 형성된다.

그러나 우리 몸의 면역체계가 흔들리면 이러한 수두 바이러스에 대한 면역세포의 강도가 떨어지면서 신경뿌리에 남아있던 수두 바이러스가 다시 살아나 신경을 손상시키고 염증을 일으키게 된다.

대상포진 감염이 시작되는 것이다.

한마디로 대상포진은 신경병이다. 피부가 벌겋게 부어오르고 수

그림 1

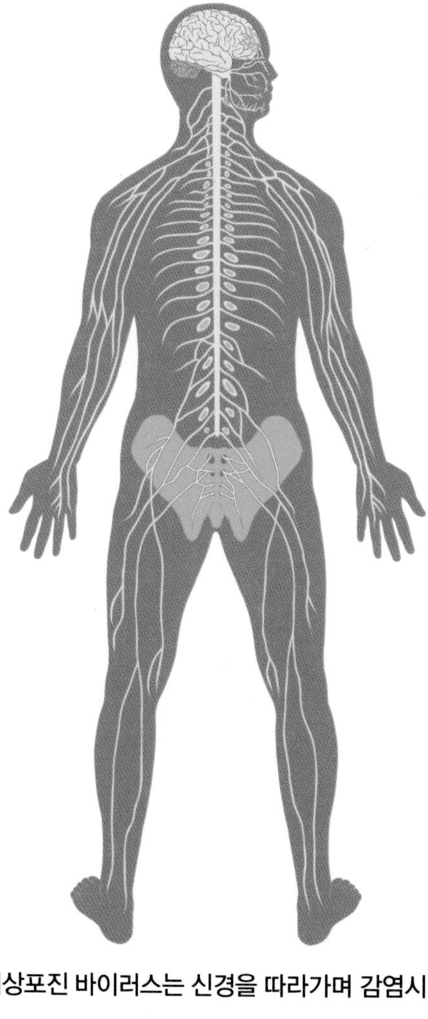

대상포진 바이러스는 신경을 따라가며 감염시킨다.

포가 생겨 피부병으로 아는 사람들이 많지만, 대상포진은 신경에 염증과 손상이 생겨 발생하는 질병이다.

대상포진 바이러스가 신경을 손상시키고 염증을 일으켜 통증을 동반한 피부 발진을 가져오는 질환이 대상포진이다.

대상포진을 일으키는 주범인 대상포진 바이러스는 신경을 따라 발생하는 신경향성(neurotrophic) 헤르페스 바이러스이다(17페이지 그림1).

대상포진 바이러스에 의한 일차적인 감염은 어린 아이에게 발생하는 수두(varicella)로 시작된다. 수두를 앓고 나도 이 바이러스는 없어지지 않고 뇌신경절이나 척수신경절, 교감신경절 내에서 잠복한다. 그래도 수두를 앓고 나면 수두 바이러스에 대한 면역체계가 생성되어 평생 수두 바이러스로부터 몸을 보호해주는 작용을 한다.

하지만 면역력이 약해지면 잠복해 있던 바이러스가 활동을 시작한다. 면역력이 약해진 틈을 타 본색을 드러내며 신경을 따라 가며 손상시킨다. 신경절에서부터 피부로 분포하는 신경줄을 타고 다시 신경을 감염시켜 대상포진을 일으킨다. 그림 2

발진과 통증이 신경이 분포하는 피부에 국한해 나타나는 것도 다 바이러스가 신경을 감염시켜 손상시키기 때문이다.

잠복해 있던 대상포진 바이러스가 다시 재활성화되는 원인은 아직 정확히 밝혀지지 않았다. 다만 노화, 면역억제 치료, 정신적인 스트레스 등에 의해서 바이러스를 억제하는 면역체계의 기능이 약화되었을 때 재활성되는 것으로 알려져 있다.

이처럼 대상포진은 신경이 손상되고 염증이 생기는 신경병이다. 따라서 대상포진을 확실하게 치료하려면 피부과나 내과보다는 신경치료를 제대로 할 수 있는 병원을 찾는 것이 바람직하다.

그림 2

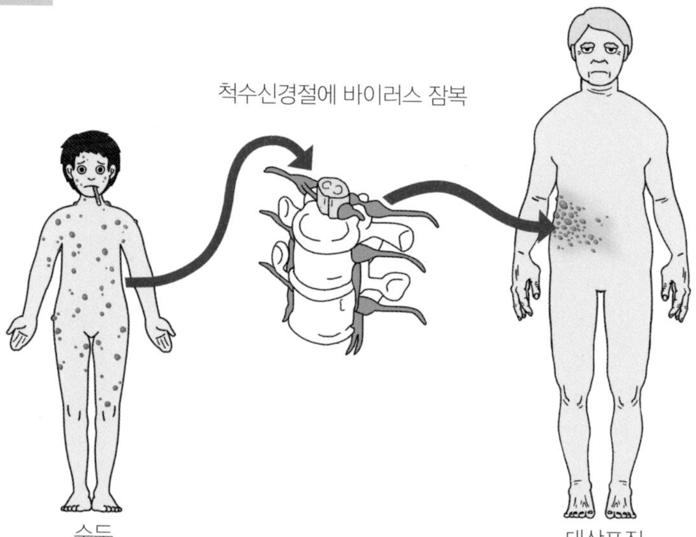

대상포진은 신경병이다. 어릴 적 수두를 앓을 때 피부 물집 안에 있던 바이러스가 피부에 있는 말초신경을 타고 신경절 내로 들어가서 잠복하게 된다. 시간이 지나서 우리 몸의 면역력이 떨어졌을 때 잠복해 있던 바이러스가 신경절에서부터 피부로 분포하는 신경줄을 타고 다시 감염을 일으켜 대상포진이 발생하게 한다.

Q 대상포진은 왜 생길까?

지금껏 대상포진을 모르고 살다 얼마 전 어머니가 대상포진에 걸려 고생하는 걸 보고 대상포진이 얼마나 무서운 병인지 알게 되었다. 어머니 말로는 통증이 산고의 고통 못지않게 심하다고 했다. 옷이 닿기만 해도 피부가 견딜 수 없이 따갑고 가려워 고생하는 모습을 보면서 자식으로서 마음이 많이 아팠다. 대체 이 무서운 대상포진이라는 병이 왜 생기는 것일까?

대상포진 바이러스가 주범이다

앞에서도 이야기했듯이 대상포진을 일으키는 주범은 대상포진 바이러스이다. 대상포진 바이러스는 어린 아이에게서 흔하게 나타나는 수두를 일으키는 바이러스와 동일하다. 그래서 대상포진 바이러스를 수두 대상포진 바이러스라고 부르기도 한다.

대상포진 바이러스가 감염을 일으키는 형태는 크게 두 가지다. 첫 번째는 주로 어린 아이들에게 수두(varicella, chicken pox)를 일으키는 것으로, 이는 바이러스가 기관지나 결막을 통해서 인체 내로 침투하여 혈액과 망상내피세포계(폐, 간, 비장, 림프절 등)를 통해 몸 전체로 전파되어 피부나 점막에서 수포를 형성하게 된다.

두 번째는 수두를 앓았던 환자에서 바이러스가 뇌나 척수 신경의 감각 신경절에 잠복되어 있다가 이러한 신경절에서 재감염을 일으키면서 통증을 동반한 피부 발진을 일으키는 것이다(22페이지 그림 3).

좀더 대상포진 바이러스가 감염을 일으키는 과정을 자세히 소개하면 다음과 같다. 기관지나 점막을 통해 들어온 대상포진 바이러스는 주위의 임파절 내의 면역세포(CD4^{+}, CD8^{+} T 세포)를 통해 혈액을 타고 간이나 비장으로 전파되어 복제된다(22페이지 그림 3의 **A**, 일차 바이러스 혈증).

그 후 바이러스는 면역세포를 통해 피부와 점막으로 이동되어 복제되고, 피부 발진과 기관지염을 일으키면서 기침과 가래를 통해 바이러스를 외부로 방출하고 열을 동반한 수두 증상을 일으킨다(22페이지 그림 3의 **B**, 이차 바이러스 혈증).

이런 경로로 일차 바이러스 혈증을 일으키고 피부와 기관지 증상을 일으키는 이차 바이러스 혈증까지는 약 2~3주 정도 시간이 걸린다.

피부로 이동된 바이러스는 표피세포에서 복제되고 피부에 분포하는 말초신경가지를 타고 척추의 감각신경절이나 뇌신경절로 이

그림 3

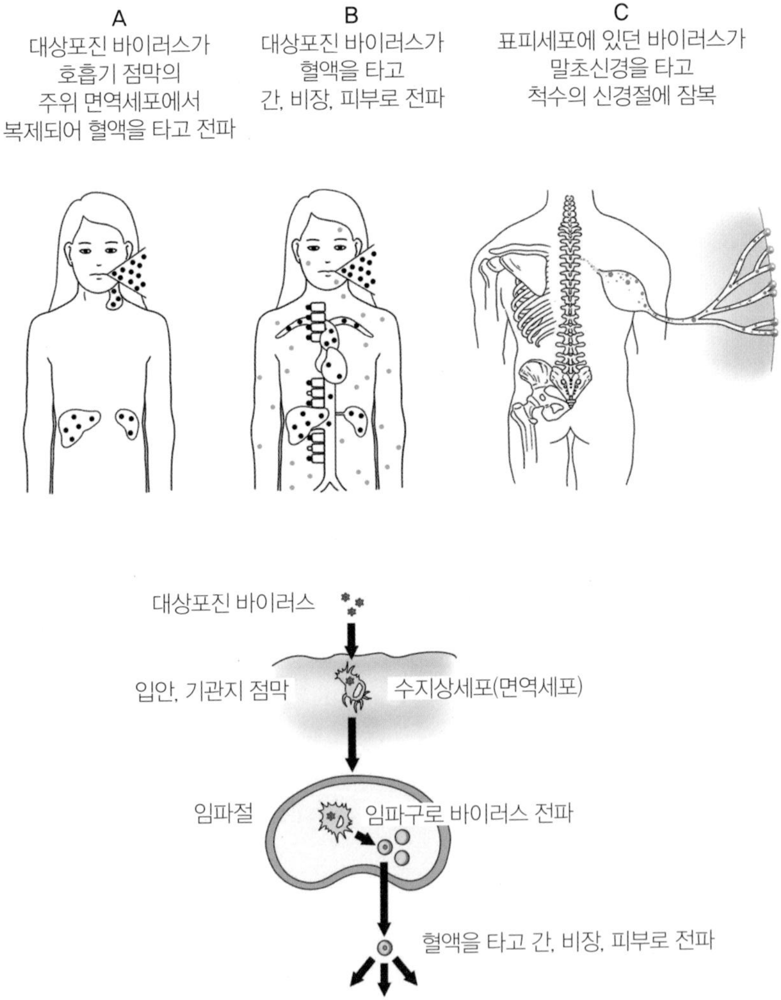

대상포진 바이러스의 감염 경로(수두와 대상포진)

동하여 잠복하여 존재하면서(그림 3의 C), 추후 대상포진 바이러스에 대한 세포 면역력이 저하되었을 때 다시 신경절에서 감염을 일으키게 된다.

즉, 건강할 때는 척수나 뇌신경절에서 비활성화된 형태로 조용히 있다가, 우리 몸의 세포 매개 면역력(cell-mediated immunity)이 약해졌을 때 다시 활성화되는 것이다. 일부는 정상적으로 증상을 일으키지 않는 상태로 감염에 노출되면서 몸 안에서 대상포진 바이러스가 증강(endogenous boosting)되고, 주변에서 수두를 앓는 사람과 접촉하는 상태에서 증강(exogenous boosting)되기도 한다.

Tip

대상포진 바이러스의 특징

대상포진 바이러스(herpes zoster virus)는 130여종의 헤르페스 바이러스 중 하나이다. 헤르페스라는 이름의 어원은 그리스어의 'herpein'으로, 이는 'creep, 슬금슬금 기다'라는 의미이다. 이름에서도 유추할 수 있듯이 헤르페스 바이러스는 만성적이며, 잠복기를 거쳐 재발을 잘 하는 특징을 지니고 있다. 'zoster'의 어원은 'belt' 또는 'girdle'로 대상포진이 띠 혹은 벨트 모양으로 생기는 것에서 유래한다.

사람에게 흔하게 감염을 일으키는 헤르페스 바이러스(human herpes virus, HHV)는 모두 8종인데, 대표적인 것이 대상포진 바이러스(varicella-zoster virus, VZV, HHV-3), 단순 헤르페스 바이러스 1, 2(herpes simplex virus 1, HHV-1, herpes simplex virus 2, HHV-2)와 Epstein-

Barr 바이러스(HHV-4), Cytomegalovirus(HHV-5) 5종이다.

성인의 90% 이상은 이러한 바이러스에 한번쯤은 감염되고, 이러한 바이러스가 몸 안에 잠복하여 존재한다. 이 외에 사람에게 감염을 일으키는 헤르페스 바이러스로는 헤르페스 바이러스 6, 7(HHV-6, HHV-7), 카포시육종 연관 바이러스(Kaposi's sarcoma-associated herpesvirus, HHV-8)가 있다.

사람에게 감염을 일으키는 헤르페스 바이러스 중에 알파헤르페스 바이러스에 속하는 단순 헤르페스 바이러스 1, 2와 대상포진 바이러스는 다른 헤르페스 바이러스에 비해 증식기가 짧고, 주로 감각 신경절에 잠복해 있다가 사람의 면역력이 약화되었을 때 다시 살아나서 활성화되는 특징을 가진다.

대상포진 바이러스는 지름 180~200nm 크기 입자의 DNA 바이러스로 다른 바이러스와 마찬가지로 바이러스 핵산을 주형으로 사람의 대사계에 들어와서 바이러스 단백질을 합성하고 핵산을 복제하며 동시에 항원 단백을 만들어서 사람의 세포 밖으로 방출된다. 이러한 과정에서 대상포진 바이러스는 신경세포를 파괴하고 염증반응을 일으키고, 신경주행을 따라서 통증을 일으킨다.

Key Points!

- 대상포진을 일으키는 주범은 바이러스이다.
- 대상포진 바이러스는 어릴 때 수두를 일으킨 후 신경절에 잠복되어 있다가 통증과 피부 발진을 동반한 대상포진을 일으킨다.

Q 수두를 앓지 않은 사람은 대상포진으로부터 안전한가?

어렸을 때 수두에 걸렸던 사람만 대상포진이 걸린다는 얘기가 있다. 그렇다면 수두에 걸린 적이 없다면 대상포진에 걸릴 위험이 없는 것일까? 아니면 수두 바이러스에 취약해 더 조심해야 하는 것인지 궁금하다.

성인의 95%는 대상포진 바이러스를 갖고 있다

대상포진에 대한 관심이 많아지면서 이런 질문을 하는 사람들이 많다. 실제로 대상포진은 수두에 걸렸던 사람에게서 많이 발생한다. 하지만 어렸을 때 수두에 걸렸던 기억이 없다 하더라도 안심하기에는 이르다.

수두는 아주 흔한 바이러스이다. 게다가 전염성도 아주 강해 주변에서 누군가가 수두를 앓았다면, 수두에 노출되었을 가능성이 크다. 발진, 물집처럼 수두의 전형적인 증상이 나타나지 않았더라도, 자기도 모르는 사이에 가볍게 수두를 앓고 지나갔을 가능성도 무시할 수 없다.

수두 예방접종으로 수두를 앓지 않았어도 대상포진의 위험이 사라지는 것은 아니다. 수두 예방접종은 원래 질병을 일으키는 바이러스를 약하게 침투시켜 항체를 만들어내는 것이다. 따라서 수두 예방접종을 하면 수두를 앓지는 않아도, 대상포진을 일으킬 수 있는 수두 대상포진 바이러스는 몸 속에 잠복해 있는 셈이다.

통계에 의하면 성인의 약 95%는 수두 대상포진 바이러스를 갖고 있다고 한다. 결국 성인 대부분이 대상포진에 걸릴 위험이 있다고 봐도 무방하다.

수두 예방접종이 대상포진 발생을 줄일 수 있나?

수두 예방접종으로 수두를 앓지 않았어도 대상포진의 위험이 사라지는 것은 아니다. 수두 예방접종은 원래 질병을 일으키는 바이러스를 약하게 침투시켜 항체를 만들어 내는 것이다.

우리나라에서는 2005년부터 소아를 대상으로 수두 예방접종을 기본적으로 시행하고 있다. 국가적 차원에서 수두 예방접종을 한 이후, 확실히 수두 발병률은 감소된 것으로 보고된다.

하지만 일부에선 수두 예방접종이 오히려 대상포진을 증가시킬 가능성을 두고 우려하기도 했다. 우려의 방향은 두 가지다. 우선 수두 예방접종으로 수두 대상포진 백신 균주가 몸 속에 잠복해 있다가 대상포진을 일으킬 가능성이 있지 않을까 하는 우려가 제기

되었다.

또 다른 우려는 수두 예방접종에 따라 수두 발생이 줄어들면서 주변에서 자연스럽게 얻을 수 있는 수두 면역 증강 효과가 떨어지고, 그로 인해 대상포진 발생이 증가할 수 있지 않겠느냐는 것이었다.

우려와는 달리 현재까지는 수두 예방접종을 시행함으로서 대상포진 발생이 증가했다는 보고는 없다. 아직은 수두 예방접종으로 수두의 발생은 줄었어도, 대상포진 발생이 줄어들거나 오히려 증가한다는 결론을 내리기는 어렵다.

따라서 수두를 앓은 기억이 없거나 수두 예방접종을 했더라도 면역력이 약해지는 50대 이후에는 각별히 조심하고, 면역력이 약한 사람의 경우 대상포진 예방접종을 하는 것이 좋다.

Key Points!

- 대상포진은 수두에 걸렸던 사람에게 발병한다.
- 대상포진은 수두를 앓지 않았어도 성인의 95% 이상이 몸 안에 수두 바이러스의 감염 경력이 있어 대상포진이 발생할 가능성이 있다.

Q 대상포진은 노인들만 걸리는 병일까?

대상포진은 주로 노인들이 걸리는 병으로 알고 있다. 그런데 머리가 아프고 얼굴이 간지러워 병원에 갔더니 대상포진이 의심된다고 했다. 이제 30대 후반의 젊은 나이인데, 노인들에게서 주로 나타나는 대상포진이라니 믿어지지가 않는다. 혹시 오진이 아닐까?

50대 이상 환자가 약 70%

대상 포진은 세포 면역력의 약화와 직접적인 연관이 있다. 전체 대상포진 환자의 약 70% 이상이 50대 이상인데, 이는 면역력이 50대부터 급격히 저하되기 때문이다.

면역력이 강할 때는 몸 속에 대상포진 바이러스가 잠복해 있어도 끄떡없다. 대상포진이 활동하지 못하도록 하는 면역세포 중 가장 중요한 세포는 T세포 면역계이다. T세포 중에서도 대상포진 바이러스 특이 CD4 T세포가 중요하다. 이 면역세포는 나이가 들면서 감소되어 50대 이후에는 바이러스에 재감염되었을 때, 충분히 대항할만한 면역세포가 유지되지 않는 경우가 많다.

60세 이상의 성인에서는 60세 이전의 성인에 비하여 CD4 세포가 약 1/5 수준으로 감소하는 것으로 알려져 있다. 따라서 대상포진은 나이에 비례하여 발생률이 증가하고, 75세 이상에서는 그 이하의 나이군에 비해 발생률이 무려 3배가량 높다고 한다.

85세 이상의 노인에게서는 50% 정도에서 평생동안 한 번의 대상포진이 발병할 가능성이 있고, 그 중 약 1%에서는 2번의 대상포진을 경험한다고 보고된다. 또한 일반적으로 평생을 살아가면서 대상포진이 발생할 위험성은 10~20% 정도이다.

이처럼 대상포진은 나이가 많을수록 발생할 위험이 높다. 나이를 먹을수록 대상포진에 대한 세포면역력이 점점 약화되기 때문이다.

대상포진 발생의 고위험군은 50세 이상, 백인종, 에이즈, 호지킨 임파종, 항암치료나 방사선 치료를 받는 경우, 장기 이식 후 면역억제제 사용 환자, 장기간 스테로이드를 사용한 환자들이나 정신적 스트레스가 많은 사람 등이다.

에이즈와 같이 세포 면역력 결핍을 일으키는 질환을 앓고 있는 환자는 일반인에 비해 대상포진이 발생할 확률이 15배 정도 높다. 반대로 대상포진이 발생하면서 암이나 에이즈를 진단받게 되는 경우도 있다.

젊다고 안심하기 어렵다

앞에서도 이야기했듯이 대상포진은 50세 이상 혹은 면역력이 약한 사람들에게 발생할 가능성이 크다. 하지만 젊다고 대상포진으로부터 안전한 것은 아니다. 젊더라도 면역력이 약하면 얼마든지 대상포진에 걸릴 수 있다.

대부분 젊은 층에서 대상포진의 발병은 업무상의 과로, 정신적인 스트레스가 주요 원인인 경우가 많다. 일부 여성 환자들의 경우에는 과도한 다이어트가 원인이 되기도 한다. 다이어트를 하면서 스트레스에 시달리고 극도로 음식량을 절제해 우리 몸에 충분한 영양을 공급하지 못하면, 면역력이 떨어져 대상포진이 발생하기 쉬운 허약한 상태가 된다.

남자의 경우 체력 단련을 위한 과도한 운동 등이 원인이 된다. 젊은 층에서의 과로와 정신적인 스트레스는 뇌의 시상하부-뇌하수체-부신피질을 통하여 스트레스 호르몬(코티졸)을 분비시키고, 과도한 스트레스 호르몬의 분비는 면역세포 생성을 억제하고 면역체계의 불균형을 초래한다. 바이러스 감염에 취약하게 만들고 염증반응을 조장하게 되면 치유를 지연시킬 수 있기 때문이다.

Key Points!

- 대상포진은 면역력이 약한 노인에게 많이 발병한다.
- 젊은 사람이라도 면역력이 약해지면 대상포진에 걸릴 수 있다.

Q 대상포진에 걸렸을 때 나타나는 증상은?

온 몸이 쑤시고 머리가 아프고 몸살기가 있는데 혹 대상포진이 아닌지 걱정스럽다. 예전 같으면 감기 몸살이라 생각했겠지만 통증이 예사롭지가 않다. 대상포진이라면 통증 후에 피부 발진이 생긴다는데, 언제쯤 피부발진이 일어나는지 궁금하다.

통증, 가려움, 발진, 물집이 대표적인 증상

대상포진은 잠복해 있던 바이러스가 신경을 손상시키고 염증을 일으키는 병이므로 통증이 무척 극심하다. 통증은 쿡쿡 쑤시는, 칼로 후벼 파는, 송곳으로 찌르는, 스멀거리는, 화끈거리는 통증이라고 호소하는 경우가 많으며, 통증과 더불어 가려움이 심하게 동반되기도 한다. 또한 피부를 건드리면 아프고 쓰라린 통증이 나타나기도 한다.

대상포진은 우리 몸의 어느 신경에서나 발생할 수 있기 때문에 통증도 몸의 어디에서나 발생할 수 있다. 통증만 일으키는 것이 아니라 팔과 다리, 복근의 근력을 약화시키고, 횡격막을 마비시키기도 한다.

대상포진 바이러스는 감각신경이나 운동신경에서 염증을 일으키고 탈수초화(신경을 둘러싸고 있는 수초가 없어지는 것)를 일으켜서 신경 손상을 일으키고, 이러한 신경의 염증과 손상에서 오는 신경인성 통증(neurogenic pain)과 피부로 나타나는 발진이 대표적인 증상이다.

대상포진 발병 전 전구 증상(pre-herpetic neuralgia)

대상포진에 감염되었을 때 나타나는 증상은 시간이 지남에 따라 조금씩 달라진다. 일반적으로는 피부에 발진을 일으키기 3～4일 전부터 두통, 어지러움, 온 몸이 쑤시고 아프며, 몸이 으실거리고 피곤하면서 감기 증상와 유사한 증상을 느낀다.

대상포진 환자의 대부분은 이러한 전구 증상이 먼저 있은 후 수일이 지난 후에 피부에 발진이 발생한다. 보통은 이러한 전구 증상이 일주일을 넘지는 않는다. 이는 대상포진 바이러스 감염이 뇌나 척수 신경절에서 시작되면서 우리 몸의 면역세포들이 저항하려고 하는 정상적인 보호 반응으로 오는 증상이다.

그러나 환자의 신경 상태나 면역계의 반응 속도가 다르기 때문에 면역력이 떨어져 있는 고령일수록 이러한 대상포진 전 전구증상이 오래 지속되는 경우도 있다. 경우에 따라서는 불특정한 통증과 전신 무력감 등이 약 한 달 정도 지속되다 피부 발진이 나타나게 되기도 한다.

피부 발진이 시작되면서는 보다 국소적으로 대상포진이 침범한 하나의 신경의 염증에서 오는 쑤시는 듯한, 찌르는 듯한, 쓰라린 통증이 바이러스가 염증을 일으킨 신경줄을 따라서 발생한다.

그러나 피부발진이 분명해지기 전에 많은 환자들이 이러한 피부발진 전 전구증상으로 오는 통증 때문에 뇌신경을 침범한 경우는 두통이나 안면통으로, 목신경을 침범한 경우는 목디스크로, 흉추신경을 침범한 경우는 심장질환이나 담석, 요로결석 혹은 맹장으로, 요추신경을 침범한 경우는 허리 디스크 등을 의심하고 검사를 하거나, 실제로 불필요한 목이나 허리 디스크 연관 수술을 받기도 한다.

하나의 신경의 피부 분절에 따른 통증과 피부 발진

신경절에서 염증이 시작되어 피부에 있는 말초신경 끝까지 염증이 진행되면, 드디어 말초신경 끝의 피부에서 대상포진 바이러스가 표피를 뚫고 피부 밖으로 나오면서 발진이 일어나고 통증은 최고치에 달한다.

이러한 시기는 대상포진 전구 증상이 발생한 지 일주일 정도 경과되는 시기가 되며, 이 때 피부 발진은 하나의 신경가지가 분포하는 정해진 피부 부위로 나타나고 통증 또한 하나의 신경이 지나가는 부위로 국한되어 나타나므로, 통증과 피부 발진 두 가지 양상을 확인하면 비로소 정확한 진단이 가능하다.

대상포진 통증은 피부 병변에서 오는 것이 아니고 신경에서 오는 것이다

피부 발진은 보통 1~3주가 지나면서 아문다. 피부 병변은 단순히 발진만 생기는 환자에서부터 물집이 넓고 깊게 잡히는 사람까지 다양하고, 하나의 신경이 분포하는 피부 면적의 전체로 퍼지는 환자에서부터 작은 반점 한 두개만 나는 사람까지 다양하다.

피부 상처가 아물기 전에 급성기의 통증은 피부 병변이 있는 곳과 그 주위로 찌르듯이 혹은 순간적으로 찌릿하게, 화끈거리게, 쓰라리게 등 다양하게 통증을 느끼게 된다.

이 중 피부 상처에 옷이 닿으면 아픈 통증(이질통)이 유난히 심한 사람들이 있고, 이런 사람들은 자신의 통증이 피부의 발진과 물집 때문이라고 생각하고, 참고 견디며 피부가 빨리 낫기만을 기다린다. 피부에 물집이 잡혔으니까 피부에서 느껴지는 통증은 당연한 것이라고 생각하는 사람들이 많다.

하지만 대상포진의 통증은 피부에서 오는 것이 아니고 신경뿌리에서 시작해서 피부까지 나와 있는 신경의 가지에서 오는 통증이기 때문에, 급성기에 통증이 심하거나 특히 이질통이 있을 때는 각별히 통증 치료에 주의를 기울여야 한다. 그림 4

반면 면역력이 매우 약화된 고령의 환자에서 대상포진이 발생한

그림 4

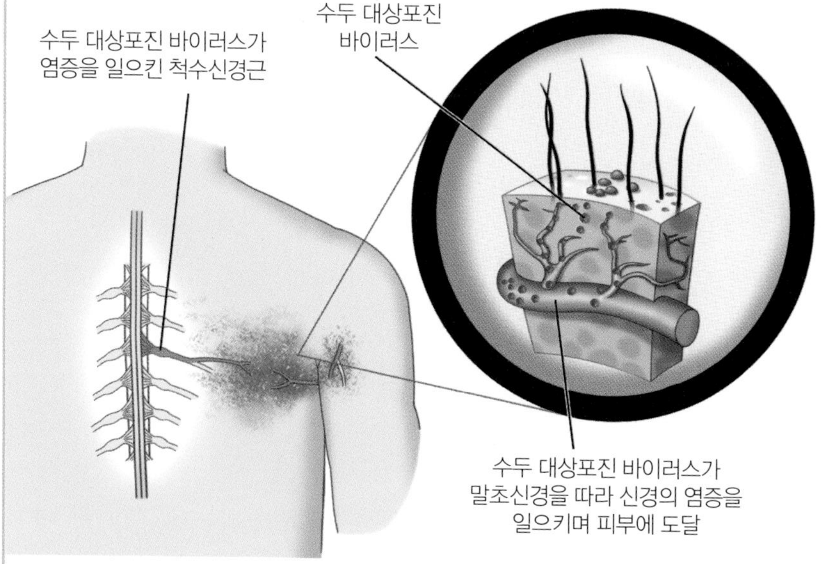

대상포진의 피부 병변은 감각 신경절에서 염증을 일으킨 수두 대상포진 바이러스가 말초신경을 타고 신경에 염증과 손상을 일으키면서 피부까지 이르면 피부 표면이 빨갛게 되면서 물집이 생긴다. 이러한 피부 표면의 물집은 피부에 분포하는 말초신경의 염증을 의미한다.

피부가 모두 물집으로 덮이고 빨갛게 되어도, 전혀 통증을 못 느끼고 오히려 피부가 둔해졌다고 하는 경우가 있다. 이는 피부 병변 때문에 통증이 오지 않는다는 것을 단적으로 보여주는 것이다.

이렇게 초기에 피부병변이 심하고 면역력이 약한 노인의 경우 신경손상이 심하게 일어나면 오히려 피부병변이 심각해도 감각이 둔해진다. 둔한 상태로 전혀 아프지 않다가 피부가 모두 아물어가는 시기부터 피부가 민감해지면서 통증이 시작되는 경우도 있다. 이런 통증의 변화들이 대상포진의 통증은 피부에서 오는 것이 아니고 신경에서 오는 것임을 말해주는 증상이다.

합병증을 남기지 않는 대상포진의 경우에는 피부 발진이 치유되면서 통증도 자연스럽게 없어진다. 따라서 젊고 건강한 사람들은 대상포진의 급성기 통증이나 피부 발진이 심했다 하더라도, 피부 발진이 시작된 지 2~3주 안에는 피부 상처와 통증은 완전히 사라지게 된다.

그러나 노인이나 면역력이 현저히 저하된 환자에서는 피부 발진 치유 이후에도 신경에서 오는 통증은 지속되게 되는데, 이러한 대상포진 후 신경통이 대상포진의 가장 무서운 그리고 가장 흔한 합병증이 된다.

면역결핍이 심한 환자에서는 발진이 전신에 생길 수 있다

드물게 면역이 결핍된 환자에서는 신경절을 따라서 피부발진이 나기 시작하면서 점차 온 몸으로 발진이 퍼지는 경우가 있다. 면역력이 약한 환자들에게 전신발진이 일어났다는 것은 바이러스가 온몸으로 퍼져 폐, 간장 및 복부 장기와 뇌 등에서 염증을 일으킬 가능성이 높음을 의미하므로 생명이 위험할 수 있다.

귀 통증과 물집으로 시작되는 대상포진은 안면마비를 일으킬 수 있다

귀 속과 귀 뒤가 아프기 시작하면서 귀에 물집이 생기는 대상포진은 안면신경의 손상을 주어 안면마비를 동반할 수 있다. 귀에 분포하는 신경은 뇌신경 5, 7, 9, 10번이며, 이 중 귀와 뺨, 턱의 통증은 5번 뇌신경(삼차신경), 안면근육은 7번 뇌신경(안면신경), 목젖과 후두에는 9번 뇌신경(설인신경)이 분포하기 때문에, 귀 통증을 일으키는 대상포진의 경우 이러한 여러 개의 뇌신경의 증상을 일으킬 수 있다.

통증만 있거나 피부 발진만 있을 때 다른 질환을 먼저 감별해야 한다

대상포진의 통증은 신경의 염증에서 시작되는 것이기 때문에 발진이 나기 전후 며칠간은 매우 예리하고 날카로운 양상을 띠는 경우가 많다. '바늘로 콕콕 쑤시는 것 같거나 전기가 찌릿하게 흐르는 것 같은 통증'을 느끼는 경우가 많은데, 이런 통증이 몸의 어느 부위에선가 이유 없이 느껴지면 대상포진을 의심하고 치료받는 경우도 많다.

사무직에 종사하는 사람들 중 업무량이 많아 야근을 자주하거나 운동을 전혀 못하고 지내던 중, 귀 뒤나 뒷머리쪽으로 찌릿하거나 바늘로 찌르는 듯한 통증을 경험하는 일이 종종 있다.

이런 통증으로 잠을 설치고 통증이 며칠씩 지속되면 병원을 찾고 대상포진이 의심된다고 항바이러스제를 처방받고 복용하는 경우가 있다. 그러나 통증이 지속되지만 며칠이 지나도 피부 발진이 없다면 대상포진보다는 다른 원인을 의심해 봐야 한다.

대상포진의 진단은 피부 물집에 있는 균을 직접 확인하지 못한다면 피검사로 확인할 길은 없기 때문이다. 또한 피부 발진이 확인되지 않은 상태에서 통증만 있다고 항바이러스제를 복용하는 것은 바람직하지 않다.

이런 환자들의 대부분은 오랜 동안의 앉은 자세에서 오는 일자목이나 거북목 형태의 나쁜 척추 배열을 하고 있는 경우가 많다. 부족한 운동과 정신적 스트레스로 인한 목과 어깨 근육의 경직이 지속되면, 경추 2번 신경의 허혈과 압박에 의한 후두신경통이 발생할 수 있다. 이러한 후두신경통은 중년여성에서 흔히 발생하는 '홧병'의 한 형태로 나타나기도 한다.

흔히 통증만 있을 때 대상포진이라는 의심을 하고 병원을 찾는 환자들 중에 또 다른 형태는 갈비뼈 쪽에서 쿡쿡 찌르는 통증이 일어나거나 등이나 옆구리가 결리고 쑤시는 통증이 갑작스럽게 발생한 경우이다.

이러한 통증이 지속되지만 피부 발진이 나타나지 않는 경우도 다양한 원인을 고려해야 하지만 흔하게는 무거운 물건을 들고 나르는 작업과 같이 척추를 과도하게 사용하는 작업을 단기간에 많이 하거나, 혹은 다이어트로 몸무게가 갑자기 감소하거나, 반대로 운동 부족과 출산 등으로 몸무게가 갑작스럽게 증가하는 경우 등에서 척추에 있는 근육과 갈비뼈에 붙어있는 연골과 복근의 피로로 인하여 통증이 발생할 수 있다.

반대로 피부가 반점이나 물집만 있고 통증이 없을 때도 역시 대상포진보다는 다른 바이러스 감염, 피부염증, 자가면역 질환 등의 원인을 고려해야 한다.

Key Points!

- 대상포진은 극심한 통증과 함께 가려움이 동반되며 피부에 발진과 물집을 일으킨다.
- 대상포진의 통증은 신경을 따라 몸의 어디에서나 발생할 수 있다.

Q 대상포진의 진단은 어떻게 할까?

대상포진이 의심돼 병원에 갔더니 피부 발진이 없으니 하루 이틀 정도만 더 기다려보자고 한다. 당장 통증 때문에 견딜 수가 없는데, 빨리 대상포진인지 아닌지를 알 수 있는 방법이 없을까? 대상포진 진단은 어떻게 하는걸까?

피부 병변과 통증 양상을 확인하는 것으로 충분하다

대상포진을 진단하고 치료하는 데는 피부 병변과 당시의 통증 양상을 확인하는 것으로 충분하다. 대상포진 바이러스는 하나의 신경의 주행경로를 따라가며 신경을 감염시키고 손상시킨다.

따라서 통증도 발진도 다 감염된 신경이 위치하는 부위에서 일어난다. 신경이 지나가는 주행경로를 따라 국소적인 통증이 있고, 피부 발진이 일어난다면 대상포진이라 진단할 수 있다.

그러나 면역 결핍이 심한 환자에게서는 피부 발진이 편측의 하나의 신경을 따라서 발생하지 않고, 비특이적으로 발생하기도 한다. 이런 경우에는 정확한 진단을 위해 임상적인 증상에만 의지하지 말고 검사가 필요할 수도 있다.

실시간 PCR 검사로 확인할 수 있다

대상포진 바이러스를 직접 확인하는 방법은 다양하다. 피부에 생긴 수포를 채취하여 바이러스를 배양하여 현미경으로 확인하는 방법도 있고, 피부 병변을 긁어 세포를 채취하여 바이러스의 DNA를 증폭시켜 확인하는 실시간 중합효소 연쇄반응(polymerase chain reaction, PCR)도 있다.

환자의 혈액이나 뇌척수액을 채취하여 바이러스에 대한 항원항체 반응을 이용하여 바이러스 항체를 검출하는 방법(효소 결합 면역 흡수 분석법, enzyme linked immunosorbent assay, ELISA)도 빼놓을 수 없다.

이러한 검사 방법들 중 실시간 PCR 방법은 확진율이 높으나, 비용이 비싸고 시간이 오래 걸려 일반 환자들을 치료하는 데는 사용하지 않는다. 생명이 위급한 상태에서 피부 발진이 있을 때 정확한 진단을 위해 주로 사용한다.

혹은 심하게 면역결핍이 있는 환자, 혹은 임산부에서의 대상포진 감염이 의심될 때는 직접적인 균의 확인 및 항체의 상태를 파악하기 위하여 혈액 검사나 균배양 검사를 시행한다.

그러나 바이러스를 직접 배양하는 것은 시간이 오래 걸리고, 바이러스에 대한 항체를 검출하는 방법은 대상포진 바이러스 뿐 아니라 다른 헤르페스 바이러스의 항체와의 감별력이 떨어진다. 따라서 일반적인 환자의 경우에는 대상포진을 진단하기 위하여 균 배양이나 항체 혈액 검사 등을 참고하지는 않는다.

Key Points!

- 대상포진의 진단은 피부 병변과 통증 양상의 확인으로 충분하다.
- 진단법으로 피부를 긁어 세포를 채취하여 확인하는 실시간 PCR 방법이 있다.

Q 발진이 없는 데도 대상포진일 수 있나?

대상포진을 진단하는 중요한 증상 중의 하나가 피부 발진이라고 들었다. 그래서 극심한 통증이 10여일이 넘게 지속되었는데도 발진이 없어 대상포진이라고는 생각지도 못했다. 발진이 없는 대상포진도 있는 것일까?

발진 없이 통증만 있는 대상포진도 있다

발진이라는 대상포진의 특징적인 증상 없이 통증만 있는 대상포진의 경우도 있다. 이를 '발진 없는 대상포진(zoster sine herpete)'이라 부른다.

발진 없는 대상포진을 진단하는 데는 각별한 주의가 필요하다. 특정 부위의 신경줄기를 따라서 발생하는 방사통이 있으면서 이러한 통증을 일으킬 만한 다른 원인이 없으며, 혈액검사나 척수액검사에서 대상포진 바이러스에 대한 항체를 검출하거나 DNA를 확인하는 것으로 확진할 수 있다.

몸의 한 부위에서 전기가 찌릿거리듯, 쿡쿡 쑤시는 듯한 혹은 저린듯하거나 쓰라린 것 같은 통증이 발생하였을 때는, 통증의 원인이 무엇인지를 찾아내기 위한 검사를 진행하고 확실히 특별한 원인이 없음을 확인해야 하는 것이 꼭 필요하다.

전문가에 의해 해부학적으로 하나의 신경뿌리에서 기인하는 신경의 주행에 따라 통증이 발생하는 것인지를 확인해야 비로소 발진 없는 대상포진을 진단할 수 있다. 혈액검사상 항체나 DNA의 확인 결과는 위양성이 많기 때문에 병을 진단할 때 통증을 유발하는 다른 원인이 없는 지를 확인하는 과정이 가장 중요하다.

발진 없이 통증만 있을 때는 신경에 생긴 감춰진 병변을 찾아내야 한다. 통증의 원인을 정밀하게 검사하지 않고, 통증의 양상만 보고 발진 없는 대상포진이라 생각하고 치료하다 큰 낭패를 볼 수도 있다.

실제로 한 쪽 가슴이나 등이 아파 발진 없는 대상포진인줄 알았는데, 뒤늦게 척수암을 발견한 사례가 적지 않다. 다양한 가능성을 열어두고 검사를 통해 통증의 원인을 찾았는데도 아무 이상이 없을 때만 발진 없는 대상포진으로 진단할 수 있다.

의학적인 연구들에 의하면 이러한 발진 없는 대상포진 감염은 신경절의 만성적인 염증(ganglionitis)이 원인으로 추정된다. 따라서 신경절의 염증을 치료해야 통증을 다스릴 수 있다.

발진 없는 대상포진과 감별해야 하는 흔한 질환들

발진 없는 대상포진은 종종 증상이 다른 질환과 유사해 착각을 불러일으키기도 한다. 발진 없는 대상포진과 감별해야 하는 흔한 질환은 다음과 같다.

척추 관절, 늑골척추 관절의 골화에서 시작되는 통증

흉추 신경에 생기는 대상포진이 전체 대상포진 발생의 55% 정도를 차지할 정도로 가장 흔하게 발생하는 질병이다. 이러한 흉추는 경추와 요추와는 다른 구조로 되어있다.

모두 12개로 이루어진 흉추는 위아래의 척추뼈가 서로 추간관절로 연결될 뿐 아니라, 흉곽을 싸고 있는 12개의 늑골이 흉추와 관절을 이룬다. 그리고 이러한 관절들이 만드는 구멍 사이로 흉추의 척수신경뿌리가 빠져나와 늑간신경을 만든다(46페이지의 그림 5).

이러한 흉추는 등이 굽는 자세로 장시간 일을 하거나 오랜 기간 육체적 노동을 많이 하는 경우, 혹은 퇴행과 연관되어 인대의 골화가 잘 일어나는 사람의 경우에는 흉추의 신경근이 빠져나오는 구멍이 점차 좁아지면서 신경을 자극하는 변화가 일어나게 된다.

신경은 매우 민감하게 주위 자극에 반응하기 때문에 MRI와 같은 검사에서는 심각한 이상이 발견되지 않는다. 그럼에도 신경 자

그림 5

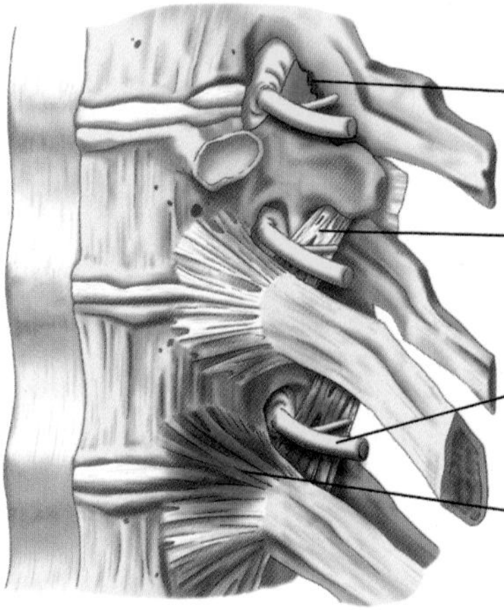

극으로 가슴이나 배, 혹은 등 쪽으로 찌르는 것 같은 통증을 느끼게 된다.

이러한 통증이 대상포진을 의심하게 하지만 대상포진 통증과의 차이가 있다. 몸을 움직이거나 자세를 바꿀 때 통증이 심해지는 특징을 보인다면, 대상포진이 아닌 척추관절이나 늑골척추 관절의 골화에서 시작되는 통증일 가능성이 크다.

목과 허리와는 다르게 흉추를 빠져나오는 추간공(intervertebral foramen)은 위아래의 흉추관절뿐만 아니라 늑골와 흉추가 연결된 관절과 이러한 관절을 둘러싸고 있는 인대로 구성되어 있다.

따라서 등이 굽는 나쁜 자세를 오랜 시간 하거나 노인에서 흉추

압박골절과 같은 척추의 후만변형(척추가 앞으로 굽는 변형)이 일어나는 상황에서는 이러한 추간공을 이루는 추간관절과 늑골척추관절 및 인대가 두꺼워지고 딱딱해지는 변형이 동반된다. 이러한 변형으로 흉추신경근이 자극되면 늑간신경으로 염증이 생기면서 대상포진과 유사한 양상의 통증을 유발할 수 있다.

골 연골의 염증

12개의 흉추는 12개의 늑골과 앞쪽에서는 흉골과 뒤쪽에서 척추와 연결되어 흉곽을 만들어 가슴 안의 장기인 폐와 심장을 보호하는 역할을 한다. 12개의 늑골 사이에는 늑간 신경, 인대, 근육이 덮고 있다. 늑간 근육들은 주로 숨을 쉬는데 쓰이고, 늑골의 아래쪽 연골에 붙어있는 복근은 깊은 숨을 쉬거나, 허리를 양 옆으로 굽히거나, 몸을 앞으로 숙일 때 주로 사용된다.

이러한 가슴과 복부에 있는 근육들은 늑골의 끝 쪽에 있는 연골에 붙어 있게 되는데, 다음과 같은 경우에 늑간 근육과 복부 근육이 붙어 있는 늑골에서 염증이 발생할 수 있다(48페이지 그림 6).

심한 감기를 앓았을 때, 천식으로 인한 발작을 하는 동안 반복적인 기침을 했을 경우, 무거운 물건을 반복해서 드는 일을 했을 경우, 골프와 같이 가슴과 복부 근육을 많이 사용하는 운동을 했을 때, 젊은 층에서 적당한 운동이 부족한 상태에서 상체의 근력 강화

그림 6

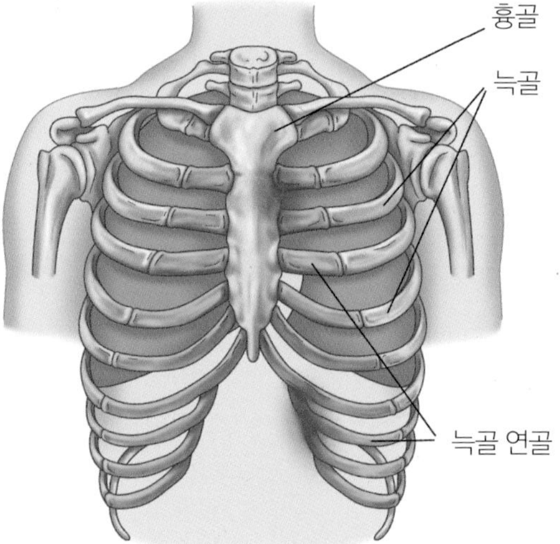

12개의 늑골 중 상부 늑골은 앞쪽에서는 흉골과 연골을 통해 연결되어 있으며, 7번 이하의 하부 늑골은 복부쪽에서 서로 연결되어 있다.
이러한 늑골 연골 부위에는 늑간 근육과 복부 근육들이 붙어 있고, 늑간 근육과 복부 근육을 과도하게 사용할 경우 늑골 연골의 염증이 일어난다. 우측의 빨간색 부위가 늑골 연골의 염증이 일어난 부위를 표시한다.

운동을 부적절하게 했을 경우가 그렇다.

하부 늑골 연골의 경우에는 복부 근육이 붙어있는 부위이며, 복부 근육은 허리근육과 골반에 있는 근육들과 더불어 서 있거나 앉아있는 자세를 유지하는 역할을 한다.

이러한 복부 근육은 다이어트를 하면서 갑자기 몸무게가 감소하거나, 출산 등에 의한 갑작스럽게 몸무게가 증가하는 경우 복근이 약해지면서 늑골 연골의 염증을 유발할 수 있다.

늑골 연골의 염증은 애리하고 깊은 숨을 쉬거나, 기침을 하거나, 몸을 움직일 때 심해진다. 특정부위의 늑골을 누르면 아픈 압통점이 있는 경우가 많다.

이러한 통증은 대상포진에서 발생하는 통증과 유사하게 늑간 신경을 따라서 순간적인 애리한 통증을 일으키기 때문에 대상포진을 의심하게 하기도 한다.

그러나 환자의 통증이 어떤 상황에서 더 심해지고 덜 해지는지와 통증 발생 전에 특별한 운동이나 나쁜 자세를 하지 않았는지, 혹은 심한 감기가 있었는지, 몸무게의 변화가 많은지 여부 등을 고려하여 감별해야 한다. 이러한 늑골 연골의 염증 역시 가슴 CT나 MRI 등의 자세한 검사에서도 확인되지 않기 때문이다.

늑간신경통 : 노화, 당뇨병 등

대상포진과 유사한 통증을 보이는 질환 중에는 원인이 불분명한 늑간신경통이 있다. 주로 대상포진이 잘 생기는 연령대에서 당뇨병과 같은 혈관과 신경을 손상시키는 질병을 가지고 있을 때, 말초신경병증으로 늑간신경에서 통증이 일어날 수 있다.

이러한 통증은 주로 편측의 하나의 늑간신경 주행을 따라서 대상포진과 유사한 양상의 통증을 일으킨다. 화끈거리기도 하며, 순간적으로 쿡쿡 찌르는 통증을 일으키기도 하며, 피부가 스치면 민감한 양상의 이질통을 보이기도 한다.

척추 전이암 혹은 척수암

흉추는 척추 전이암이 가장 많이 발생하는 척추 부위이며, 척추뼈에 전이된 암이나 혹은 척추 안의 척수신경에 생긴 암의 경우에도 편측의 신경근쪽으로 암이 자라나면서 신경을 압박하거나 자극하면 대상포진과 유사한 통증을 일으킨다(Part2의 사례 24, 사례 25 참조).

고령의 환자들은 과거에 대상포진을 한 번 앓았던 경우 이전에 아팠던 통증과 유사한 통증이 가슴이나 등에서 발생하면, 대상포진이 재발해서 다시 아프다고 쉽게 판단한다. 대상포진인줄 알고 진통제만 복용하다가 척추암이 점차 자라서 신경압박이 심해지거나, 척추 압박골절까지 동반하여 움직일 수 없을 만큼 아파진 후 발견되기도 한다.

Key Points!

- 발진 없이 통증만 있는 대상포진도 있다.
- 발진 없이 통증만 있는 대상포진의 경우 신경절의 염증을 치료해야 통증을 다스릴 수 있다.
- 발진없이 통증만 있을 때는 다른 질환과의 감별이 중요하다.

Q 대상포진이 호환, 마마보다 무서운 이유?

70대 중반인 어머니가 대상포진을 앓고 난 후 영 기력을 찾지 못한다. 피부 발진이 깨끗하게 완치되었는데도 계속 통증이 남아있어 여간 힘들어하시는 게 아니다. 원래 대상포진이 이렇게 후유증이 심한 병인가?

대상포진보다 합병증이 더 무섭다

대상포진은 그 자체로도 무서운 병이지만 대상포진을 적절히 치료하지 않았을 때 발생하는 합병증이 더 무섭다. 대상포진은 신경이 있는 곳이면 어디든 발생할 수 있다. 그만큼 대상포진 바이러스는 신경에 침투해 신경을 따라가면서 만성적인 통증을 일으킨다. 그뿐만 아니라 혈관의 이상을 일으키고, 수막염, 뇌수막염, 척수병증, 망막 괴사를 포함한 다양한 안과적 질환을 일으키기도 한다.

이러한 심각한 합병증은 일부에서는 피부 발진을 동반하지 않고도 일으킬 수 있다. 대상포진으로 발생할 수 있는 대표적인 합병증은 다음과 같다.

대상포진 후 신경통(postherpetic neuralgia, PHN)

가장 흔하면서도 가장 심각한 대상포진 합병증이다. 대상포진 후 신경통은 일반적으로 대상포진 바이러스에 의한 피부 발진이 모두 회복된 이후에도 통증이 지속될 때, 혹은 3개월 이상 지속되는 통증이 있을 때로 정의된다.

대상포진 후 신경통의 발생률은 나이와 비례한다. 나이가 많을수록 발생률이 증가하는데, 60대 이상에서는 약 40% 정도 발생한다. 이러한 만성적인 통증의 발생 기전은 신경병증성 통증의 발생 기전과 유사하다.

바이러스 감염으로 신경절이 손상되고 염증이 생기면 말초신경이 과감작을 일으킨다. 이는 순간적인 발작적 통증이나 은근히 지속되는 자발통의 원인이 된다.

또한 손상된 말초신경이 재생되는 과정에서 비정상적으로 자라나게 되면서 촉각을 담당하는 신경이 통증을 일으키는 신경 쪽으로 자라나면, 옷깃이 스치거나 건드려지는 자극에도 통증을 느끼게 되는 이질통을 일으킨다.

또한 일반적으로 바이러스 감염은 2~3주 내에 모두 사라지지만, 일부의 바이러스는 지속적으로 자라면서 만성적으로 신경절에서 염증을 일으키는 원인이 된다.

실제로 대상포진 후 신경통을 수년간 앓고 있던 사람의 신경절에서는 염증유발세포를 확인할 수 있다. 또한 대상포진 후 신경통 환자들의 혈액의 단핵세포(mononuclear cell, 혈액 내의 둥근 핵을 가진 세포로 주로 임파구(lymphocyte), 단핵구(monocyte), 포식세포(macrophage) 같은 면역세포)에서 대상포진 바이러스의 DNA가 확인되는데, 이는 대상포진이 만성적인 염증을 유발함을 입증하는 증거이다.

Tip

대상포진 후 신경통이 잘 생기는 사람들은 누구?

대상포진 후 신경통이 발생하는 데는 나이가 가장 중요한 요인으로 작용한다. 발생률은 보고자료마다 조금씩 다르지만 일반적으로 80대 이상에서는 80%, 70대 이상에서는 70% 가량 대상포진 감염 후에 대상포진 후 신경통을 앓는다.

전체 연령대로 보면 대상포진 환자의 약 5~20% 가량이 대상포진 후 신경통으로 고생하는 것으로 알려져 있다. 이는 젊고 건강한 사람들에게는 문제가 되지 않지만, 나이가 많거나 면역결핍이 있는 사람에서는 대상포진으로 인한 만성 통증으로 고생할 가능성이 높다는 것을 의미한다.

보통 50대 이상인 경우 대상포진 급성기 통증이 심하고, 피부 병변이 넓은 경우, 뇌신경에 발생한 경우, 암이나 결핵, 당뇨 등의 질환을 가지고 있는 경우, 면역 억제제를 투여 받고 있는 경우에는 대상포진 후 신경통이 발생할 가능성이 크다.

이처럼 대상포진 후 신경통은 신경절에 염증유발세포가 있는 경우가 많으므로, 오랜 기간 대상포진 후 신경통이 지속되면 항바이러스제를 다시 투여하기도 한다. 실제로 신경절에 직접적으로 염증을 치료하는 약물을 주사하여 대상포진 후 신경통 환자들의 통증이 급격히 완화되는 경우가 많다.

뇌졸중 : 대상포진 혈관병증(VZV vasculopathy)

대상포진의 무서운 합병증 중의 하나는 뇌혈관에 대상포진 바이러스 염증이 일어나면서 뇌졸중과 같은 증상을 일으키는 것이다. 대상포진 뇌염, 눈 대상포진에 동반된 반대측 반신 불완전 마비 등이 대상포진에 의한 혈관의 염증과 그로 인한 신경기능의 손상이 발생하는 경우들이다.

대상포진 바이러스에 의한 뇌혈관병증으로 뇌졸중 증상을 보이는 경우에 1/3 정도의 환자에서는 피부 발진이 동반되지 않고, 1/3 환자에서는 뇌척수액에서 이상이 발견되지 않는다.

일반적으로 뇌졸중은 동맥 경화성 질환이 있는 노인에서 많이 발생하며, 최근 보고에 따르면 대상포진 이후 뇌졸중의 위험이 늘고 있음이 보고된다.

대상포진 환자에 대한 대규모 연구에 의하면, 대상포진 이후 1년 내에 뇌졸중이 발생할 위험이 31% 증가한다고 한다. 특히 눈 대상포진 이후에 뇌졸중이 발생할 가능성은 일반인에 비하여 4배 이상 높다고 보고된다.

대상포진 바이러스는 뇌혈관에 염증을 일으키고 혈전을 일으키면서 동맥경화증과 유사한 혈관병증을 일으키는 것으로 추정된다. 눈 신경에 대상포진이 발생한 경우 눈동맥이 막혀 시력을 상실할 수 있다. 이는 대상포진 바이러스가 눈 신경의 말초가지를 타고 동맥으로 전파되어, 동맥 외벽에서 내벽으로 전파되어서 염증과 혈전을 일으키기 때문인 것으로 추정된다.

뇌동맥은 신체의 다른 부위와는 달리 동맥 외벽이 탄성층이 결여되어 있다. 그래서 뇌신경에 대상포진이 발생했을 때 뇌동맥을 타고 바이러스가 쉽게 전파할 수 있을 것으로 추측된다. 따라서 대상포진이 얼굴에 발생한 환자들은 바이러스가 뇌혈관으로 전파되지 않도록 각별히 주의해야 한다.

대상포진 수막염(meningitis), 뇌수막염(meningoencephalitis), 소뇌염(cerebellitis)

무균성 수막염이나 뇌수막염 혹은 갑자기 보행실조(흔들거리면서 걷는 것)나 똑바로 걷지 못하는 등 운동 신경에 이상을 보이는 소뇌의 염증은 대상포진 바이러스가 원인인 경우가 많다. 이는 뇌척수액 검사를 통하여 대상포진 바이러스의 항체를 확인하거나,

대상포진 바이러스 DNA를 확인하는 것으로 진단된다.

대상포진 척수병증(VZV myelopathy)

대상포진 바이러스는 일반적으로는 척수의 신경절에 잠복해 있다 피부를 향하여 전파되면서 염증반응이 진행되지만, 일부에서는 반대 방향으로 진행되기도 한다. 즉 척수의 신경절에서 피부가 아닌 척수 내부를 향하여 전파되면서 염증을 일으키는 경우도 있다.

척수에 염증이 발생하고 신경이 손상되면 그 부위 이하의 감각과 운동 신경이 손상된다. 또한 급성기 염증이 심한 경우나 면역결핍 환자의 경우에는 경추나 요추 신경이 대상포진 바이러스가 감염되었을 때, 초기에는 팔 다리 근력이 약화되는 증상이 나타나기도 한다.

특히 이러한 척수염의 진행은 면역 결핍 환자에게서 천천히 진행성으로 나타나기 때문에, 에이즈 환자와 같이 면역 결핍 환자에게서는 흔하게 발생하는 합병증이다.

이러한 척수병증 역시 뇌척수액에서 대상포진 바이러스 DNA를 검출하거나 대상포진 바이러스에 대한 항체 수치 증가를 확인하는 것으로 진단할 수 있다. 척수 병변을 확인할 수 있는 MRI 촬영으로도 진단이 가능하다. 일부 환자들은 특별한 치료를 하지 않아도 자연히 회복되기도 한다.

하지만 일부 환자는 신경이 영구적으로 손상돼 신경학적 결손 증상을 남긴다. 따라서 조기에 뇌척수액 검사를 통해 확진하고 주사로 항바이러스 제제를 사용하는 것이 중요하다. 스테로이드가 치료 약물로 사용되기는 하나 이 약제의 효과는 확실하지 않다.

대상포진 망막괴사(retinal necrosis)

급성 망막 괴사나 진행성 망막 괴사 등 여러 가지 안과적 질환도 대상포진으로 발생할 수 있는 합병증이다. 망막 세포가 괴사되면 눈 주위에 통증이 생기고, 눈에서 무언가가 떠다니거나 뿌옇게 보이고 최악의 경우 시력을 상실할 수도 있다.

망막 괴사는 대부분의 경우 면역결핍이 동반된 질환을 앓고 있는 환자에서 발생하고, 무균성 수막염, 눈신경에 발생한 대상포진이 선행한 이후 발생하는 경우들이 흔하다.

Tip

항바이러스 치료를 받아도 합병증에 특히 주의해야 하는 사람은?

대상포진에 걸렸어도 항바이러스 치료를 잘 받으면 합병증에 걸릴 위험이 대폭 줄어든다. 하지만 다음과 같은 사람들은 항바이러스 치료를 받아도 합병증에 걸릴 위험이 있으므로 주의해야 한다.

- 현재 항암치료나 방사선 치료를 받고 있는 사람
- 과거 6개월 내에 항암치료나 방사선 치료를 받았던 사람
- 장기 이식이나 골수 이식을 받고 면역 억제제를 투여받고 있는 사람
- 저용량 혹은 고용량의 스테로이드 제제를 복용하고 있는 사람
- 면역 체계에 이상이 있는 사람(예를 들어 에이즈와 같은 면역억제 질환을 가진 경우)
- 고령인 경우

Key Points!

- 대상포진 후 신경통은 대상포진의 가장 흔하고 심각한 합병증으로 발진이 회복된 후에도 통증이 지속되는 것을 말한다.
- 눈이나 뇌혈관에 발생한 대상포진은 뇌졸중이나 뇌수막염 등의 합병증을 특히 주의해야 한다.

Q 대상포진도 예방접종을 하면 걱정하지 않아도 되나?

어렸을 때 수두를 앓은 적이 있다. 그렇다면 언젠가 대상포진에 걸릴 위험이 있다는 것인데, 대상포진을 예방할 수 있는 방법은 없을까? 대상포진도 백신이 있다는데, 예방접종을 하면 대상포진으로부터 자유로울 수 있을까?

아직까지는 50% 정도 예방 가능

대상포진 백신은 약독성 수두 생바이러스(live attenuated vaccine)로 현재 조스타박스라는 상품명으로 시판되는 중이다. 대상포진 예방접종의 부작용은 매우 적고 나이 제한은 없으나, 미국에서는 2006년부터 FDA의 승인 하에 60세 이상의 성인에게 접종할 것을 권장하고 있다.

우리나라에서도 2011년 식품의약품안전청에서 50세 이상 성인을 대상으로 사용을 허가했고, 점차 예방접종을 하는 사람들이 증가하는 추세다.

대상포진 백신의 효과는 임상기간이 비교적 짧아 아직까지는 정확한 효과를 단정짓기 어렵다. 현재 진행 중인 연구들이 많으며, 완결된 연구 보고들은 대상포진 백신 접종 후 4년까지의 결과를 보고하고 있다.

1998년부터 2001년까지 미국에서 총 38,546명의 성인을 대상으로 대상포진 백신의 효능을 검사하는 대규모 임상연구가 진행되었는데, 전 연령에서 대상포진을 51%, 대상포진 후 신경통을 67% 감소시키는 것으로 나타났다. 뇌신경을 직접 침범하는 위험한 대상포진(눈꺼풀 침범 대상포진), 흉터 형성, 감각상실 발생 등을 예방하는 데도 효과가 있는 것으로 보고되고 있다.

비록 대상포진 백신이 대상포진을 100% 예방해 주는 것은 아니지만 어렸을 때 수두를 앓았거나 면역력이 저하돼 대상포진 발병률이 급격히 증가하는 50대 이상이라면 예방접종을 하는 것이 좋다.

대상포진을 앓았던 사람이 대상포진 재발을 예방하기 위해 예방주사를 맞아야 하는지에 대하여는 아직 확실한 결론은 없다. 하지만 미국 감염 관리 위원회에서는 이전에 대상포진을 앓았던 사람들도 예방접종을 하는 것을 권유하고 있다.

물론 대상포진에 한 번 걸리면 잘 재발하지 않는 편이다. 그렇다고 아예 재발을 하지 않는 것도 아니다. 미국의 경우 6.2%의 환자가 재발을 경험했다는 보고가 있다. 특히 면역력이 저하된 환자일

수록 재발할 확률이 높으며, 통증 지속기간이 30일 이상인 경우 재발 가능성이 2배 이상 증가했다.

따라서 대상포진을 한 번 앓았어도 면역력이 약한 사람이라면 예방접종을 하는 것이 재발을 예방하는데 도움이 될 수 있다.

대상포진 백신에 대한 궁금증

수두 백신을 접종 받은 사람에서 대상 포진이 발생할 수 있나요?

수두 백신을 접종 받은 사람에서도 대상포진이 발생할 수 있습니다. 수두 백신주 자체가 야생 수두 대상포진 바이러스처럼 몸 속에 잠복해 있다가 대상포진을 발생시킬 수 있습니다.

그러나 수두 백신을 접종받은 사람이 대상포진에 걸릴 가능성은 수두 백신을 접종받지 않은 사람에 비하여 약 80% 정도 떨어지는 것으로 보고되고 있습니다.

대상포진 병력이 있는 환자도 대상포진 예방 접종을 할 수 있나요?

대상포진이 재발하는 확률은 낮지만 면역력이 약하면 재발할 수 있습니다. 따라서 대상포진을 앓았어도 예방 접종을 받을 수 있습니다. 예방 접종의 시기는 대상포진을 앓은 후 약 1년이 경과한 후가 좋습니다.

항바이러스제를 투여 받고 있는 환자에게 대상포진 예방접종을 하나요?

만성적으로 항바이러스제를 투여받고 있는 환자도 대상포진 예방 접종을 할 수 있습니다. 다만 접종 하루 전부터 접종 후 2주간 항바이러스제를 중단하는 것이 좋습니다.

면역억제 요법을 앞둔 환자에게 대상포진 예방 접종을 해도 되나요?

면역억제 요법을 시행하기 2주에서 한 달 전에 예방 접종을 하는 것이 좋습니다. 또한 고용량의 스테로이드 치료를 받은 환자의 경우에도 약 한 달이 경과한 후 예방 접종을 할 수 있습니다.

항암제를 투여 받고 있는 환자에게 대상포진 예방 접종을 해도 되나요?

일반적으로 백혈병이나 임파선 암과 같이 골수나 림프 조직의 악성 종양이 있는 환자에서는 대상포진 예방 접종을 하지 않습니다. 그러나 병의 완화기에 들어가거나 방사선 치료나 항암치료를 받지 않는 상태로 3개월 이상 지난 경우에는 예방 접종을 할 수 있습니다.

Q 대상포진은 전염이 될까?

시어머니가 대상포진 진단을 받았다. 맞벌이를 하느라 아이를 시어머니에게 맡겼는데, 혹시라도 아이에게 대상포진이 전염될까 여간 걱정스러운 게 아니다. 대상포진으로 고생하시는 시어머니도 걱정스럽지만, 아직 면역력도 약한 아이가 덜컥 대상포진에 걸릴까 겁이 난다.

대상포진으로는 전염되지 않지만 수두로는 전염 가능하다

수두는 전염성이 무척 강하다. 그래서 수두를 일으키는 동일한 바이러스가 대상포진을 일으키니 대상포진 역시 전염된다고 생각할 수 있다. 하지만 대상포진은 대상포진으로 전염되지 않는다.

단 대상포진을 앓고 있는 사람의 피부 물집에 직접 접촉되면 수두를 앓지 않았던 사람에게는 수두로 전염될 가능성이 있다. 따라서 임산부나 노약자들은 대상포진을 앓고 있는 사람의 피부와 직접 접촉되지 않게 주의하는 것이 좋다.

특히 임산부는 대상포진 감염자와 접촉하지 않도록 주의해야 하는데, 수두 경험이 없는 임산부에게 감염이 되면 임산부를 통해 수두 경험이 없는 태아에게 전염될 수 있기 때문이다.

임신 20주 이내의 임산부가 수두에 감염되면 0.4~2.8%에서 태아 수두 증후군(fetal varicellar syndrome)을 일으킬 수 있다. 태아 수두 증후군은 태아의 폐렴, 간염, 뇌수막염, 사지 형성 저하증, 시신경 손상 및 뇌와 척수신경 손상 등의 심각한 문제를 일으키기도 한다.

피부 물집만 직접 만지지 않으면 전염 걱정 없다

대상포진은 수두와 같은 바이러스 질환이지만 전염성 면에서 수두와 대상포진은 많이 다르다. 수두는 전신 질환으로 바이러스가 기관지나 점막을 통해 전파되기 때문에 수두를 앓고 있는 사람 옆에서 말만 해도 쉽게 전염될 수 있다.

반면 대상포진은 피부의 물집에 있는 바이러스가 다른 사람의 눈이나 입 안의 점막을 침투할 때 주로 전염된다. 따라서 일부러 물집을 만지지 않는다면 어지간해서는 전염이 잘 안 된다.

또한 대상포진이 가장 많이 발생하는 흉추신경의 경우 주로 가슴과 배 등 부위로 수포가 생기기 때문에 옷으로 가려지는 경우가 많고, 대상포진이 발생한 피부의 수포만 직접 만지지 않는다면 전염에서는 안전하다.

대상포진은 수포 상태에서만 전염력이 있다. 수포가 마르거나 피부에 딱지가 생기면 전염력이 없어지므로 크게 걱정하지 않아도 된다.

따라서 대상포진에 걸린 사람은 수포가 있는 동안에는 주위 사람들과 타월을 공동으로 사용하지 말고, 수영장이나 목욕탕에도 가지 않는 것이 좋다.

Key Points!

- 수두는 전염성이 매우 강하나, 대상포진은 전염 가능성이 매우 낮다.
- 대상포진이 아닌 수두로 전염될 가능성이 높다.

Q 피곤할 때마다 엉덩이에 발진이 반복해서 나는데 대상포진일까?

언제부터인가 피곤하면 엉덩이에 발진이 생기고 물집이 잡힌다. 그냥 놔두면 저절로 없어져 처음에는 대수롭지 않게 생각했지만, 피곤할 때마다 엉덩이에 발진이 반복해서 나니 대상포진이 아닐까 의심스럽다.

단순포진과 대상포진은 다르다

엉덩이 부위에 발진이 생겼다 없어졌다를 반복한다면 단순포진이다. 단순포진과 대상포진은 전혀 다른 병이다. 두 질병 모두 원인균이 DNA 바이러스인 헤르페스 바이러스(human herpes viruses)이고, 피부 발진과 수포가 생겨 착각하는 사람들이 많다. 하지만 단순포진은 단순포진 바이러스에 의해 발생하고, 대상포진은 대상포진 바이러스에 의해 발생한다.

단순포진 바이러스도 대상포진 바이러스와 마찬가지로 신경을 따라서 염증을 일으킨다. 그러나 대상포진은 재발을 거의 하지 않는 반면 단순포진은 자주 재발하는 특징을 가진다.

대상포진의 피부 발진과 수포는 단순포진의 피부 발진과 수포와 유사하기 때문에 수포만으로 두 질환을 구분할 수는 없다.

그러나 단순 포진은 재발을 자주 하고, 발진 부위에서 통증이 거의 나타나지 않는다. 반면 대상포진은 재발은 거의 하지 않으나, 발진 부위에 통증이 동반된다.

피곤할 때 엉덩이에 생기는 수포는 피곤하면 입술에 생기는 수포와 같이 단순포진으로 신경에 손상이나 통증을 일으키지는 않기 때문에 특별한 치료가 필요하지는 않다.

그러나 육체적 혹은 정신적인 과로와 피로가 단순포진을 부르는 원인이므로, 생활습관을 바로 잡아 피로가 쌓이지 않도록 노력하는 것이 중요하다.

Key Points!

- 단순포진과 대상포진은 바이러스의 종류가 다르다.
- 단순포진은 자주 재발하나, 대상포진은 재발을 거의 하지 않는다.

Q 임산부에게 대상포진이 생기면 치료를 어떻게 하나?

오랫동안 불임치료를 받고 겨우 임신에 성공했는데 대상포진에 걸렸다. 병원에서는 빨리 치료를 해야 한다고 하는데, 약이 아이에게 나쁜 영향을 미칠까 걱정스럽다. 임신했을 때는 감기약도 먹지 않는 것이 좋다는데, 대상포진 약을 먹어도 되는 걸까?

임산부가 대상포진에 걸려도 태아는 안전!

임신 중 대상포진에 걸리면 누구나 태아를 걱정한다. 자기 몸이 힘들더라도 태아를 위해서라면 치료를 하지 않고 견디고 싶어 하는 것이 엄마의 마음이다.

대상포진을 일으키는 바이러스와 동일한 수두 바이러스로 인해 임산부가 수두에 걸렸을 때는 태아가 위험할 수 있다. 일반적으로 임신 2~4개월 정도에 수두에 걸리면 태아가 기형이 될 가능성이 높아진다고 알려져 있기 때문에 엄마들의 걱정이 더 클 수밖에 없다.

그러나 임산부가 수두에 걸렸을 때와 달리 대상포진 감염은 태아에게는 거의 영향이 없는 것으로 알려져 있다. 물론 면역력이 약한 전신에 발진을 일으킨 12주 임산부가 대상포진에 감염되어 태아가 수두 바이러스에 의해 기형이 된 사례는 있지만 극히 드문 경우다.

일반적으로는 일반 임산부와 비교하여 대상포진을 앓은 임산부에서의 태아 감염이나 기형의 발생은 다르지 않은 것으로 보고되고 있다.

항바이러스제는 증상에 따라 고려한다

항바이러스제는 FDA 임신 약물 분류 2등급(동물 실험에서는 위험성을 보이지 않았고 사람에 대한 연구가 없는 약물이거나, 동물 실험에서는 위험성이 보고되었으나 대규모 사람을 대상으로 한 연구에서는 위험성이 없는 약물)에 해당하는 약물로 임산부에서는 위험성이 없는 약물이다. 즉 임산부에게 항바이러스제를 사용했을 때 현재까지는 임상적으로 태아에게 위험한 합병증을 일으킨 보고는 없다.

하지만 항바이러스제가 신생아 수두 환자에게 투여되었을 때 신장 기능에 이상이 생기거나 호중성 백혈구 감소(neutropenia)를 일으킬 가능성이 있다는 것을 고려하면, 임산부에게 약물을 처방할 때는 임산부의 질병의 중등도와 태아에 미칠 가능성이 있는 부작용을 고려해 신중히 처방해야 한다.

발진이 심하거나 열이 동반되는 경우, 혹은 6일 이상 경구용 항바이러스제를 투여했는데도 새로운 발진이 생기는 환자에서는 정맥으로 항바이러스제를 투여하는 것이 바람직하다.

단 통증이 심하다고 해서 일반 진통 소염제를 투여하는 것은 주의해야 한다. 더불어 태아에 대한 주기적인 정밀한 초음파를 시행하여 태아에 이상이 있는지를 검사하는 것이 좋다.

임산부의 대상포진, 통증은 신경치료가 안전하다

임산부 대상포진 환자 중에 통증이 심한 경우가 있다. 임산부의 경우 태아에 대한 위험성 때문에 안전하게 통증을 조절할 수 있는 약물이 없다. 또한 대상포진의 통증이 신경에서 오는 통증이기 때문에, 통증이 심한 경우 강한 진통제를 투여해도 조절이 안 되는 경우가 있다. 이러한 경우에는 대상포진 감염이 된 신경근에만 약물이 국소적으로 투여될 수 있도록 신경 주사를 놓는 것이 바람직하다. 이렇게 하면 태아에게는 영향을 미치지 않으면서 안전하게 통증을 치료할 수 있다.

Key Points!

- 임신 중 수두가 아닌 대상포진의 경우 태아에게 전염되는 일은 극히 드물다.
- 임산부의 대상포진 통증은 신경치료를 하면 태아에게 안전하게 치료할 수 있다.

Q 대상포진 통증은 왜 그렇게 극심할까?

대상포진을 한 번 앓아본 사람들은 하나같이 그렇게 끔찍한 통증은 처음이라고 입을 모은다. 어찌나 통증이 심한지 출산의 고통보다도 더 심하다고 하는 사람들도 있다. 도대체 대상포진에 걸리면 왜 그렇게 통증이 극심한 것일까?

대상포진 통증은 신경병증성 통증이다

대상포진에 의한 통증이 극심한 이유는 신경병증성 통증(neuropathic pain)이기 때문이다. 신경병증성 통증이란 말 그대로 '신경의 손상이나 신경기능의 이상에서 생기는 통증'을 의미한다. 대상포진은 피부 발진이 다른 질병과 구분하는 중요한 소견이어서 자칫 피부병이라 생각하기 쉽다.

하지만 대상포진의 피부발진은 피부의 문제가 아니라 신경의 문제로 나타나는 증상이다. 대상포진 바이러스가 신경절에서부터 신경을 손상시키고 염증을 일으켜 통증이 발생하는 것이어서 신경병증성 통증으로 분류되며, 대표적인 만성통증 질환 중의 하나이다.

보통 통증은 질병이라기보다는 질병으로 인해 발생하는 증상인 경우가 많다. 하지만 신경병증성 통증은 그 자체가 하나의 질환이다. 실제로 만성통증은 대부분 '신경병증성 통증'에 속한다.

신경병증성 통증에 속하는 대표적인 질환은 대상포진 신경통 외에도 삼차신경통, 당뇨병성 말초신경염, 척수손상 후의 통증, 뇌졸중 후 통증, 흉곽수술 후 통증증후군(유방암이나 폐암수술 후의 가슴통증), 신경에 암 전이가 되어 발생하는 통증, 항암제 사용 후 발생한 말초신경병증, 복합부위 통증증후군, 환지통, 수근관증후군, 척추디스크나 협착증 등이 있다.

신경병증성 통증은 다양한 형태로 나타난다. 사람들이 주로 호소하는 통증의 형태는 주로 '찌릿하다, 화끈거린다, 시리다, 저리다, 송곳으로 찌르는 것처럼 아프다, 스멀거린다' 등으로 표현된다. 그림 7

통증은 어떻게 느끼게 되나?

우리의 신경계는 몸을 해치는 자극이 들어왔을 때 이것을 감지하여 뇌에 통증 자극을 전달해 우리 몸을 보호하게 된다. 이렇게 뇌에 전달된 나쁜 자극에 대한 정보가 통증이다. 이러한 통증은 우리 몸에 가해지는 유해한 자극으로부터 우리 몸을 보호하고 회복

그림 7

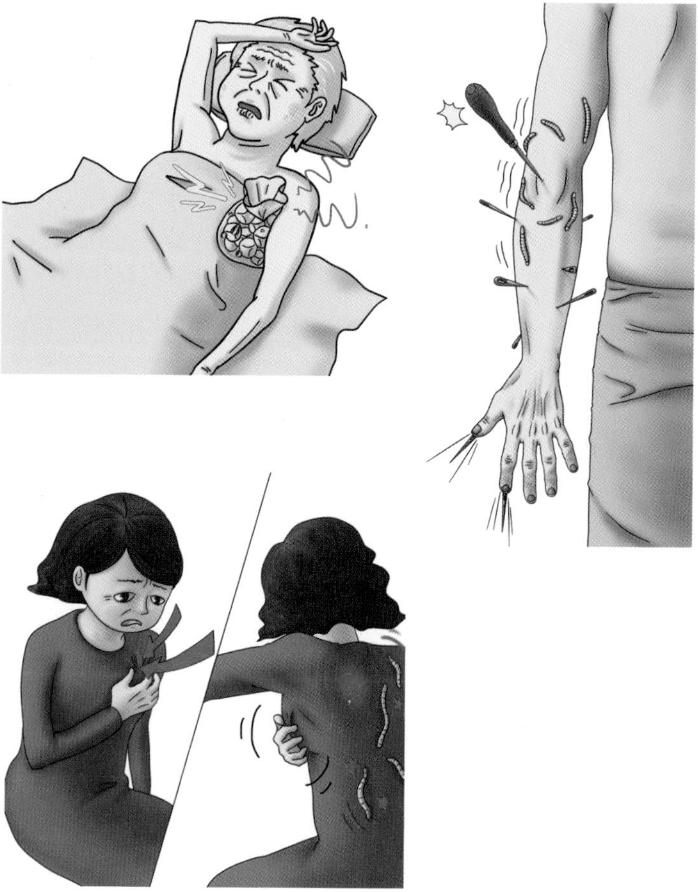

신경병증성 통증의 양상 : 제3흉추신경의 대상포진 후 신경통(화끈거리는 통증), 제5흉추신경의 대상포진 후 신경통(욱씬거리는, 벌레가 스멀거리는 통증), 경추 6번 신경의 대상포진 후 신경통(송곳으로 찌르는 듯한 바늘이 빠져나가는 듯한 통증)

할 수 있도록 도움을 주는 정상적인 반응이라고 할 수 있다.

배가 아파 배를 잡고 뒹굴뒹굴 구르다 응급실로 가서 맹장염을 진단받고 맹장이 터지기 직전이라며 수술을 받는 상황을 생각해 보자. 이때 배가 아픈 것은 맹장염을 적절한 시기에 치료할 수 있게 해주는 경고의 통증이다.

뿐만 아니라 손상이 회복될 때까지 통증은 우리 몸을 보호하는 기능도 한다. 다리가 부러지면 움직일 때 더 통증이 심해진다. 부러진 뼈는 움직이지 않아야 더 빨리 붙기 때문에 움직일 때 통증을 일으켜 움직이지 못하도록 보호하는 것이다.

이처럼 통증은 우리 몸을 보호하기 위한 '알람장치'와도 같다. 골절이나 맹장염일 때의 통증, 수술 후의 통증과 같은 '급성통증'이나, 아픈 자극이 있을 때 아픈 자극만큼 아픈 통증을 '생리적 통증(physiologic pain)' 혹은 '침해수용성 통증(nociceptive pain)'이라고 부른다.

생리적 통증은 어떻게 뇌에 전달되나?

우리 몸에 통증을 일으키는 자극이 가해지면 그때부터 우리 몸은 통증정보를 뇌로 전달하는 작업을 시작한다. 우선 자극으로 말초신경 끝에 있는 통각수용체가 활성화되면 통증정보는 말초신경을 따라 척수로 들어오고, 척수에서 뇌의 시상부위로 연결되는 신경과 연결된 후 시상부위에서 다시 뇌의 감각신경중추와 뇌의 전반적인 부위로 투사되어 분포된다.

이런 통증전달신경계에서 생리적 통증을 전달하는 말초신경은 통증과 온도감각을 전달하는 '가는 신경섬유(Aδ와 C섬유)'이다. 건드리는 자극이나 문지르는 자극과 같이 아프지 않은 감각을 전달하는 말초신경은 '굵은 신경섬유(Aβ섬유)'로 촉각과 통증은 각기 다른 신경줄을 따라 뇌까지 전달된다(76페이지 그림8).

말초신경 중 통증을 전달하는 고유의 가는 신경섬유를 따라 뇌까지 전달되는 통증은 정상적인 상태에서 느끼는 통증이다.

보통 배탈이 나면 굶거나 부드러운 죽을 먹거나 따뜻한 물을 마시면서 위와 장을 쉬게 해 준다. 그렇게 했는데도 계속 배가 아프면 병원에 가서 치료를 받고 약을 처방받아 복용한다. 이렇게 할 수 있는 이유는 뇌가 통증정보를 전달받고 위와 장을 보호하고 치료하도록 지시하기 때문이다.

한편 어릴 때 배가 아프면 할머니가 아픈 배를 부드럽게 쓰다듬었을 때 통증이 가라앉는 것을 누구나 한 번쯤 경험한 적이 있을 것이다.

배가 아플 때 통증을 전달하는 신경은 가는 신경섬유이지만 할머니 손으로 배를 문질러주면 촉각을 감지하는 굵은 신경섬유가 자극을 받는다. 그러면 뇌는 통증을 억제하는 물질을 분비하도록 지시해 가는 신경섬유의 자극으로 발생한 통증을 억제한다.

즉 정상적인 상태에서 굵은 신경섬유는 가는 신경섬유의 자극을

그림 8

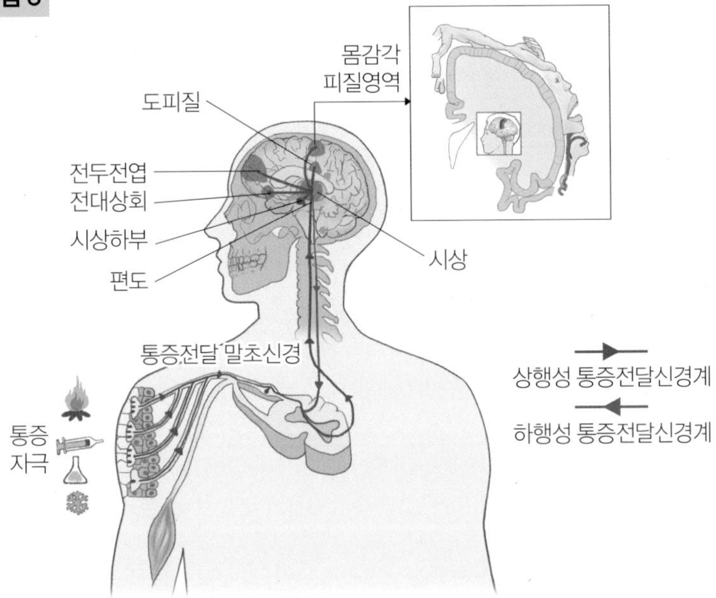

통증전달신경계 말초에서 통증자극이 오면 척수를 거쳐 뇌의 시상부위를 지나 몸감각 대뇌피질로 연결된 신경줄(neospinothalamic tract)을 따라 뇌에서 통증의 부위와 강도를 느낀다.
또 다른 말초신경을 타고 온 통증자극은 말초신경에서부터 시상부위에서 뇌의 변연계 및 전체 뇌부위로 전달(paleospinothalamic tract)되는데, 여기서는 개개인의 과거의 경험과 기억을 통해 통증을 해석하고, 통증에 대한 각성, 두려움, 회피반응 등 통증을 느끼는 감정이 섞여 통증에 대하여 고통을 느끼게 된다.
또한 시상, 시상하부, 변연계, 수도관 회백질에서는 통증을 억제하는 신경이 척수로 내려와 통증자극을 중재한다(discending inhibitory system).

억제하는 기능을 한다. 이러한 굵은 신경섬유를 통해 우리 몸은 통증이 발생했을 때 정상적으로 뇌와 척수에서 통증자극을 억제할 수 있다.

신경병증성 통증은 어떻게 뇌까지 전달되나?

대상포진으로 인한 신경병증성 통증이 뇌로 전달되는 과정은 생리적 통증이 전달되는 과정과는 차이가 있다. 신경병증성 통증은 정상상태에서는 촉각을 담당하는 굵은 신경섬유(Aβ섬유)가 통증 자극을 전달하는 작용을 같이 할 뿐 아니라, 말초 신경을 지나 척수와 뇌로 연결되는 통증전달신경계가 통증의 자극 역치에 대한 반응이 떨어져서 낮은 강도의 자극이나 아프지 않은 자극에도 통증반응을 보이게 된다. 따라서 가볍게 건드리는 자극도 우리의 뇌는 통증으로 받아들이는 일이 발생한다.

무엇보다 신경손상이나 기능 이상에 의해 발생하는 통증은 시간이 흐르면서 신경변성을 일으키고, 일정한 시간이 지나면 쉽게 변하지 않는 '비가역적인 상태(neuronal plasticity)'로 되기 때문에 만성적으로 무서운 병이 된다. 이 상태가 되면 치료를 해도 통증이 쉽게 사라지지 않는다. 따라서 신경이 변성된 상태로 굳어지기 전에 빨리 손상된 신경을 치료해야 만성통증을 예방할 수 있다.

정상적인 상태에서는 통증이 있는 부위를 부드럽게 쓰다듬으면 통증이 가라앉는다. 하지만 우리 몸이 자극에 정상적으로 반응하지 못하는 상태라면 통증이 있는 부위를 주무르고 문지를 때 통증이 줄어들기는커녕 오히려 심해진다. 최악의 경우에는 통증을 일으킬만한 아무런 자극이 없는 상태에서도 심한 통증이 일어나기도 한다.

이는 통증 자극에는 전혀 못 미치는 약한 자극에도 통증 전달 신경이 민감하게 반응한다는 것이고, 또한 주무르고 문지르는 자극에 반응하는 굵은 신경섬유가 자극되면서 본래의 기능인 통증을 억제하는 작용을 하지 않고, 오히려 통증을 유발하게 되는 상태가 되었기 때문이다.

왜 통증 전달 신경이 민감해지고 굵은 신경섬유가 원래 맡고 있는 고유의 기능을 상실한 것일까? 이는 통증전달 신경계에 변화가 일어났기 때문이다. 변화는 크게 네 가지로 설명할 수 있다.

1. 말초신경의 감작(민감)

신경병증성 통증을 유발하는 첫 번째 변화는 말초신경에서 일어난다. 너무 강한 통증자극 혹은 반복적인 통증자극이 장시간 지속적으로 말초신경에 가해지면 통증을 전달하는 가는신경이 지속적으로 활성화(peripheral sensitization)되는 상태가 된다.

이런 상태가 지속되면 말초신경이 척수와 연결되는 부위와 척수에서 다시 뇌와 연결되는 부위에서 분비되는 신경전달물질이 정상적으로 분비되지 못한다.

신경전달물질은 말초 부위에서 입수한 통증정보를 척수, 시상부위를 경유해 뇌로 전달하는데 결정적인 역할을 한다. 그런데 통증자극이 계속 반복되면 신경전달물질은 지속적으로 신경에 통증정보를 전달할 수 있는 상태로 바뀌게 된다.

이러한 신경전달물질의 기능적 변화는 NMDA 수용체가 활성화되면서 일어난다. 정상적인 통증전달체계에서는 NMDA 수용체가 작동하지 않는다. 하지만 반복되는 통증자극이 들어올 경우 NMDA 수용체가 활성화되면서 신경세포 내로 지속적인 칼슘이온이 들어오게 된다.

신경세포 내에 칼슘이온이 증가하면 신경세포 내에서 만성통증 관련 단백질이 만들어지고, 통증을 억제하는 신경의 세포가 자멸(apoptosis)한다. 따라서 정상적인 통증자극보다 낮은 상태의 자극이나 통증자극이 없어도 통증을 느끼는 상태로 변하게 된다(80페이지 그림 9).

그림 9

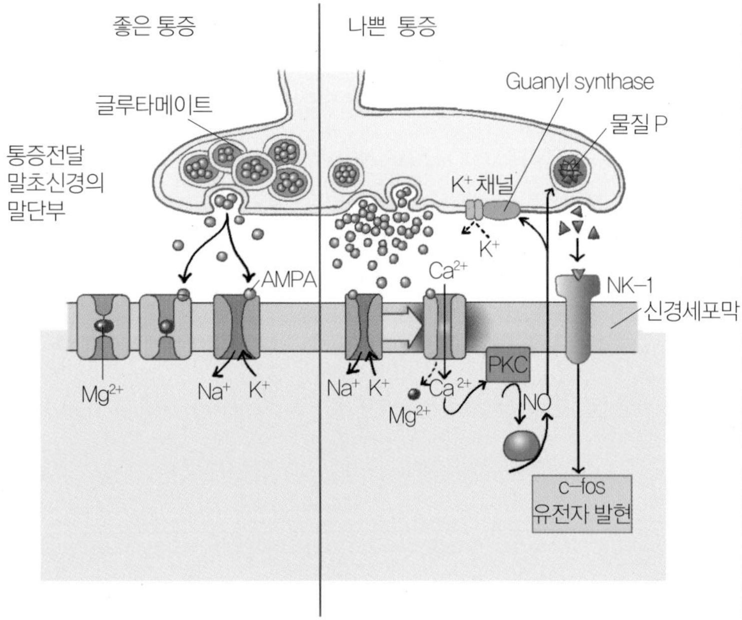

생리적 통증과 신경병증성 통증의 척수쪽 신경 말단에서의 신경전달물질의 활성화 비교

생리적 통증의 신경전달체계에서의 척수 신경의 NMDA 수용체는 작동되지 않지만, 신경병증성 통증에서는 척수에 있는 통증 전달 신경세포에서의 신경을 흥분시키는 신경전달물질(글루타메이트, 물질 P 등)이 NMDA 수용체를 활성화 시킨다.

NMDA 수용체가 활성화 되면 신경세포 내로 칼슘이온이 들어오면서 새로운 단백질 합성을 유도하고, 이는 신경세포의 역치를 낮추어 정상적인 자극보다 낮은 정도의 자극에 반응하게 만든다. 따라서 통증을 느끼지 않을 정도의 낮은 자극에도 통증을 느끼고 통증이 만성화된다.

2. 중추신경의 감작

이처럼 신경전달물질이 과도하게 분비되고, 그로 인해 신경세포 내에서 통증 유발 단백질이 생성되는 것과 같이 신경의 성질이 변하면, 정상적으로는 통증을 일으키지 않을 정도의 가벼운 자극에도 통증전달신경이 민감하게 반응하여 통증을 일으키는 상태로 변하게 된다.

이런 변화가 일어난 척수신경을 의학적으로는 중추성감작(central sensitization)이 일어났다고 한다. 척수신경에서 중추성감작이 일어나면 살짝 건드리는 아프지 않은 자극에도 통증(이질통)을 느끼게 되고, 통증자극이 가해지면 더 큰 정도의 통증(통각과민)을 느끼는 상태로 변하게 된다.

3. 신경의 재형성

신경병증성 통증이 일어나는 통증전달신경계의 세 번째 변화는 굵은 신경에서 찾아볼 수 있다. 통증을 전달하는 말초신경이 손상되거나 기능에 이상이 생기면 굵은 신경이 자라나서 가는 신경의 신경전달 기능 일부를 담당한다.

이렇게 되면 굵은 신경에 대한 자극, 즉 건드리거나 문지르는 자극이 척수를 거쳐 뇌로 전달될 때, 굵은 신경이 아닌 가는 신경의 정보를 전달하는 신경궤도를 타고 가면서 뇌에서는 통증자극으로

인식된다. 이렇게 느껴지는 통증을 '이질통'이라고 한다. 그림 10

이질통이란 정상적으로는 통증을 일으키지 않는 자극에 대하여 통증으로 느끼는 상태를 말한다. 만성통증을 앓고 있는 환자들 중에는 가볍게 건드리는 정도의 자극에도 소스라치게 놀라며 아파하는 사람들이 많다.

앞가슴과 겨드랑이 등 쪽으로 대상포진이 생긴 후 통증이 지속되는 대상포진 후 신경통으로 고생하는 환자들이 좋은 예이다. 이들은 옷이 스치기만 해도 통증이 발생하기 때문에 집에서는 아예 옷을 벗고 지내는 경우가 흔하다.

그림 10

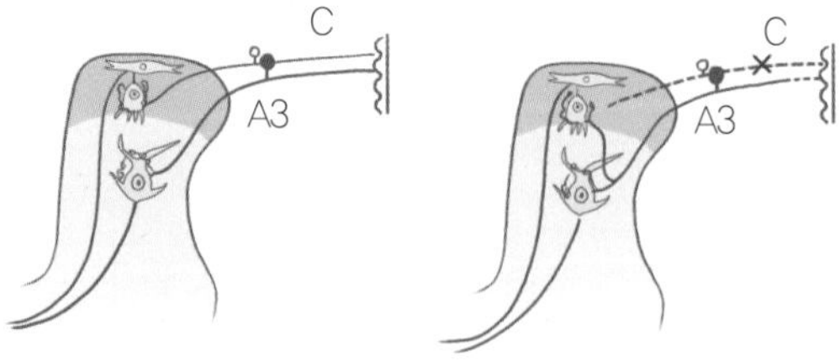

통증 전달 신경이 손상되면 신경이 재생되는 과정에서 통증 전달 신경과 촉각 전달 신경이 척수의 신경 연접 부위에서 서로 연결되어 살짝 건드리는 감각도 통증을 전달하는 신경을 타고 뇌로 전달되어 통증으로 느껴지게 된다.

4. 통증 억제 신경의 기능 이상

신경병증성 통증을 일으키는 네 번째 변화는 말초신경에서 들어온 통증자극에 대하여 척수나 뇌에 있는 통증억제 신경의 기능이상을 들 수 있다.

우리 몸은 강한 통증자극이 있을 때 뇌에서 통증을 조율해 통증을 억제하거나 증폭시키기도 한다. 그런데 척수와 뇌에서 통증억제신경이 통증자극을 제대로 조율하지 못하면 나쁜 통증이 발생한다.

통증을 억제하는 대표적인 신경전달물질로는 세로토닌과 노르아드레날린이나 엔돌핀과 같은 아편양 물질 등인데, 통증을 억제하는 신경에 이상이 생기면 이러한 신경전달물질이 제대로 분비되지 않아 신경병증성 통증이 생긴다.

그림 11

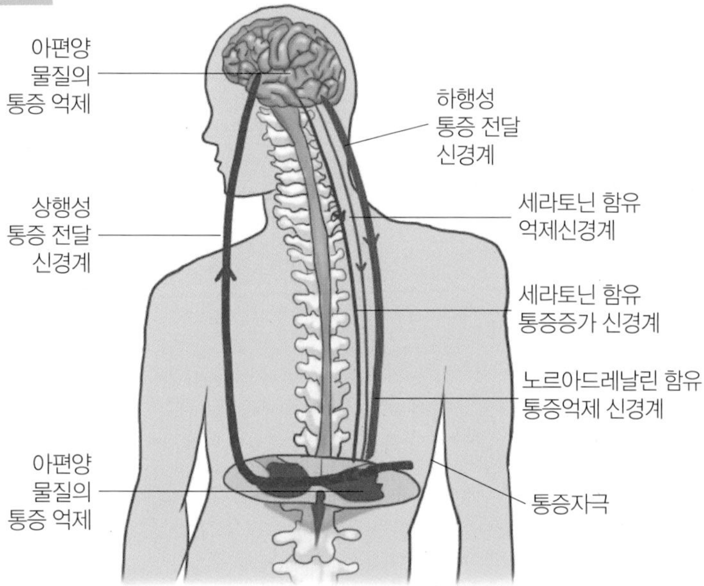

상행성 통증 전달계와 하행성 통증 전달계

빨간선은 통증자극이 뇌로 전달되는 신경계이며, 초록선은 뇌에서부터 통증을 억제하는 신경계를 나타내고 있다. 세로토닌과 노르아드레날린, 엔돌핀과 같은 통증 억제 물질들을 분비하는 신경계의 이상이 생기면 같은 정도의 통증자극도 더 크고 오래 지속되는 상태가 된다.

Key Points!

- 대상포진의 통증은 신경절에서 신경이 손상되고, 염증을 일으켜 발생하는 통증이라서 강도가 세다.
- 대상포진 바이러스는 우리 몸의 통증을 억제시키는 굵은 신경섬유의 손상을 일으켜서 만성적인 통증과 이질통을 일으킨다.

PART 2

대상포진, 온 몸 어디에도 생길 수 있다

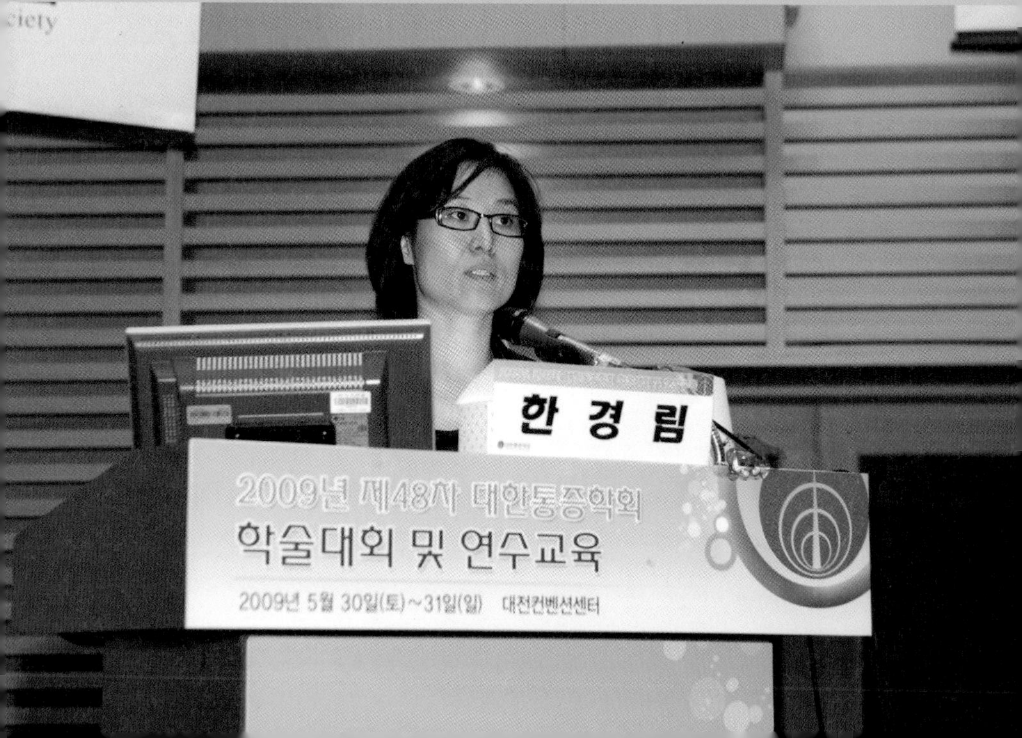

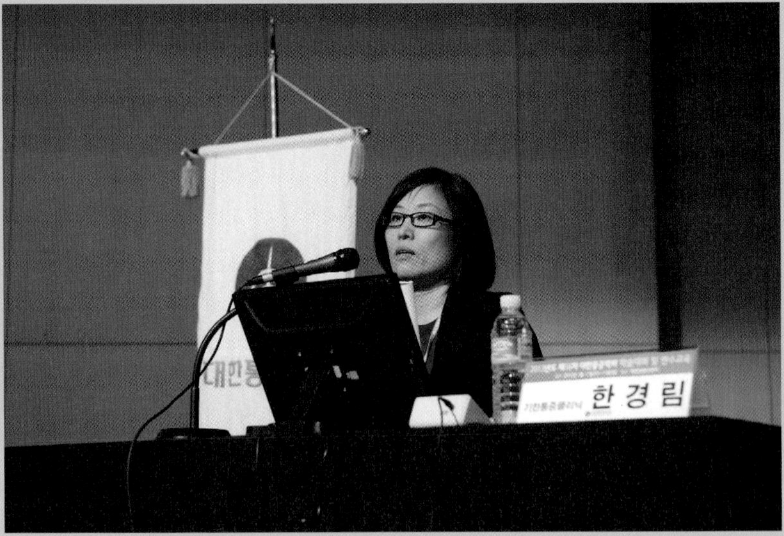
한경림

01 뇌신경을 따라 발생하는 대상포진

대상포진 바이러스는 신경이 있는 곳이면 어디든 감염시킬 수 있다. 뇌신경도 예외는 아니다. 우리 몸에 분포된 신경 중 중요하지 않은 신경이 없지만, 뇌신경은 우리 몸 전체를 관장하는 사령탑과도 같은 역할을 하기 때문에 특히 더 중요하다.

이처럼 중요한 뇌신경 중 대상포진 바이러스에 취약한 신경은 삼차신경과 안면신경이다. 이 두 신경은 신경이 지나는 경로가 다르기 때문에 대상포진이 발생하는 부위와 통증의 양상도 차이가 있다.

삼차신경에 발생한 대상포진

삼차신경(trigeminal nerve)은 얼굴의 감각을 담당하고 씹는 동작을 하게 하는 12개의 뇌신경 중 다섯 번째 뇌신경(CN V)이다. 삼차신경의 어원(tri-세 개를 뜻함, geminus-쌍을 의미함)은 삼차신경이 각각 세 개의 가지를 가지는 신경이라는 의미를 가진다.

삼차신경의 첫 번째 가지는 눈신경(ophthalmic nerve, V1), 두 번째 가지는 상악신경(maxillary nerve, V2), 세 번째 가지는 하악신경

(mandibular nerve, V3)이다. 눈신경과 상악신경은 감각신경으로만 되어 있고, 하악신경은 감각신경과 저작근을 움직이게 하는 운동 신경으로 되어 있다. 눈신경은 앞이마와 윗머리, 윗눈꺼풀, 각막과 결막, 콧등, 뇌수막과 뇌혈관의 감각을 담당한다.

상악신경은 아래 눈꺼풀, 윗입술, 뺨, 윗잇몸과 치아, 입천장, 인두의 일부의 감각을 담당하고, 하악신경은 아랫입술, 아랫잇몸과 치아, 혀의 앞 2/3, 턱과 외이도의 감각을 담당한다. 그림 1 또한 하악신경은 입이 움직이는 느낌과 저작근에 분포하여 씹는 동작을

그림 1

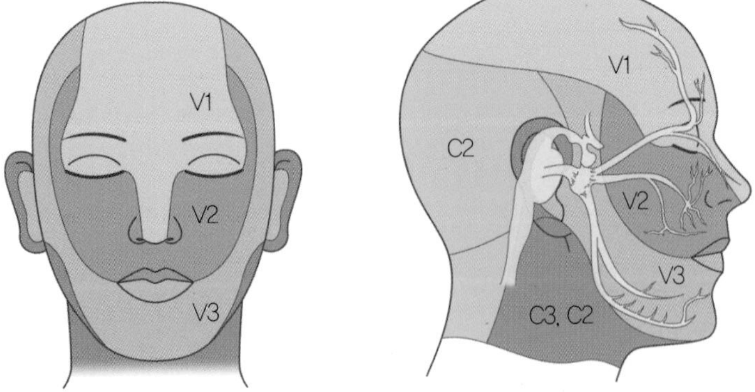

삼차신경과 경추 2, 3번의 피부신경분포

삼차신경의 눈가지(V1)는 윗눈꺼풀과 콧등, 이마, 윗머리의 감각을 담당하고, 상악가지(V2)는 뺨, 콧망울, 윗입술, 잇몸 및 윗치아의 감각을 담당한다. 하악신경(V3)은 턱, 외이도, 측두부와 아랫입술, 잇몸, 치아의 감각을 담당하고, 저작근의 운동을 담당한다.

관장한다.

이러한 삼차신경에 염증과 손상이 생기면 두통, 안면통, 안구통, 치통, 악관절통, 귀통증을 일으킬 수 있다.

사례 1 왼쪽 눈신경 대상포진

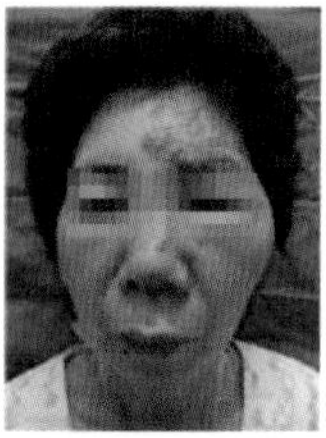

(안00 여자 62세)

안OO 씨는 일주일 전부터 두통과 왼쪽 눈이 따끔거려 내과에 들려 진통제를 처방받아 복용했다. 그래도 통증이 가라앉지 않았고, 3일 전부터는 이마와 눈 주변으로 수포가 발생하였다. 통증도 더 심해졌다.

일주일 전 처음 통증이 생겼을 때는 전체적으로 두통이 있었는데, 점차 왼쪽 후두부와 정수리 부위로 쿡쿡 쑤시는 통증이 오면서 눈 속을 후벼 파는 듯한 통증이 발생했다. 그러면서 점차 수포가 퍼져 내원해 대상포진 진단을 받았다.

사례 2 오른쪽 상악신경 대상포진

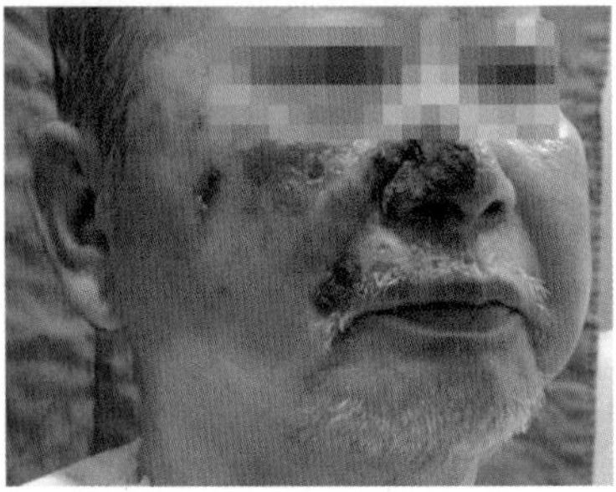

(김00 남자 79세)

김OO 씨는 삼차신경 중 두 번째 가지인 상악신경에 대상포진이 생긴 환자다. 한 달 전에 심한 두통과 전신 무력감으로 응급실에 내원하여 뇌 CT 촬영을 했다. 검사 결과 정상소견을 보여 진통제를 맞고 퇴원했다.

그런데 일주일이 지나서 오른쪽 안면부로 수포가 발생해 다시 피부과를 찾아 진료를 받은 후, 일주일간 항바이러스제 치료를 받았다. 그러면서 피부의 상처는 회복되고 있는 중이나, 통증은 여전했다.

오른쪽 뒷머리에서 이마까지 통증이 심하고, 빰, 어금니가 욱신거리는 통증으로 진통제를 복용해도 잠을 자기 힘들 정도로 통증이 심해 내원하였다.

사례 3 왼쪽 하악신경 대상포진

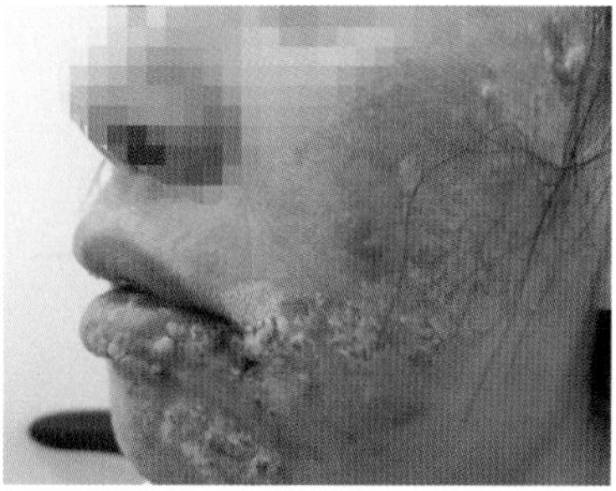

(조00 여자 56세)

처음에는 전신 무력감과 온 몸이 쑤시는 통증이 3~4일 가량 지속되고, 왼쪽 아랫잇몸이 곪는 것처럼 아파서 치과 진료를 받았다. 치과에서는 이상이 없다고 해 집으로 왔으나, 그 다음날 왼쪽 입술 주변으로 수포가 발생해 대상포진으로 진단받았다.

피부과에서 항바이러스제와 진통소염제를 처방받아 일주일 동안 복용하였으나 통증이 가라앉기는커녕 더욱 극심해졌다. 왼쪽 귀 속이 바늘로 찌르는 것 같은 통증, 혀 끝은 타는 듯한 통증, 왼쪽 아랫입술은 건드리면 쓰라린 통증으로 식사를 하기도 어렵고 밤에 잠을 잘 수도 없어 내원했다.

수포가 발생한지 일주일이나 지난 후였지만 본격적으로 신경치료를 한 후 쾌차했다.

Tip

삼차신경의 대상포진, 뇌졸중, 각막염 조심

대상포진이 삼차신경을 침범하는 확률은 전체 대상포진 중 약 15% 정도 된다. 삼차신경은 뇌신경 중 안면통과 두통을 관장하는 신경으로 대부분의 환자들은 두통과 안면부의 통증을 호소한다. 발진이 발생하기 전에는 뇌수막염, 눈이나 귀, 잇몸, 치아의 통증으로 신경과, 이비인후과, 치과 등에서 진료를 받거나 응급실을 찾게 되는 경우도 많다.

특히 삼차신경 중 첫 번째 가지인 눈신경에 생기는 대상포진의 경우에는 2/3 정도의 환자에서는 각막염이 동반되고, 각막의 궤양이 발생하기도 한다. 염증이 심하게 진행되면 결막염, 포도막염, 망막염 등을 일으킬 수 있으며, 드물게는 시신경의 염증과 시력 소실을 가져오기도 한다. 또한 눈신경에 대상포진이 생기면 대상포진 발생 1년 안에 뇌졸중이 발생할 확률이 일반인에 비하여 항바이러스제를 사용하거나 안한 경우 모두에서 4배 이상 높은 것으로 보고된다. 〈사례 2〉에 소개한 상악신경에 대상포진이 생겼던 환자의 경우 대상포진 발생 2달째에 뇌졸중으로 사망했다.

따라서 삼차신경에 발생한 대상포진 환자들은 뇌혈관의 염증가능성 및 노화와 연관된 뇌혈관 질환이 발생할 가능성이 높다는 것을 기억하고 치료하는 것이 중요하다.

안면신경에 발생한 대상포진

안면신경(CN VII)은 12개의 뇌신경 중 7번째 신경이다. 안면 근육으로 분포하여 안면의 표정근을 의지대로 움직이게 하는 운동신경의 기능이 주이며, 혀의 앞 2/3의 미각과 턱 밑의 침샘과 눈물샘, 코 점막으로 분포하여 침과 눈물 등의 분비샘을 조절한다. 또한 안면신경의 가지인 중간신경에서 귀 쪽으로 분포하는 감각 신경은 귓바퀴에 분포하여 귀 통증에 관여한다.

안면신경에 발생한 대상포진은 '람세이 헌트씨병'으로 불리며, 대상포진 바이러스가 안면신경을 침범하여 염증과 손상을 일으키는 것을 말한다. 일반적으로 귀통증이 있다가 귓바퀴 쪽으로 물집이 잡히고, 얼굴에 주름이 잡히지 않으며 눈이 감기지 않고, 입이 반대쪽으로 돌아가는 안면 마비가 온다.

반면 귓바퀴 쪽으로 물집이 생기지 않고, 특별한 원인 없이 안면마비가 생기는 것은 '벨 마비'라고 한다. 벨 마비는 대부분 귀통증을 동반하지 않으며, 환자의 대략 85% 정도는 한 달 안에 자연 회복된다.

람세이 헌트씨병의 경우 귀통증과 더불어 혀나 입천장 쪽으로도 통증이 발생하기도 한다. 어지러움과 이명이 발생하거나, 미각 소실, 청각 저하 및 소실 등이 동반되기도 한다.

람세이 헌트씨병은 벨 마비 때보다는 안면마비가 자연 회복될 가능성이 적지만, 조기에 항바이러스제와 더불어 안면신경에 혈액 순환을 원활하게 해 주는 성상신경절 주사를 병행하고, 통증이 심한 경우 경추 경막외강 내 신경주사치료를 하면 빠른 회복에 도움이 된다.

사례 4 왼쪽 안면신경, 경추 2번과 3번 신경의 대상포진

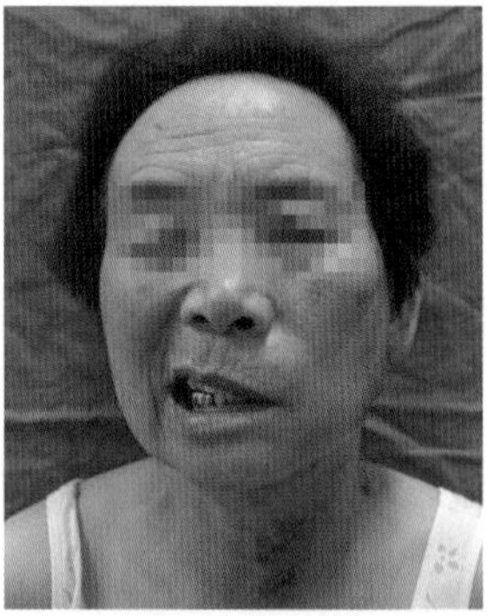

(신00 여자 74세)

신OO 씨는 3주전 왼쪽 목과 뒷머리로 통증과 수포가 발생해 대상포진 진단을 받고 항바이러스제와 진통제를 복용해 왔다. 그러나 치료를 시작한지 3주가 다 되었는데도 통증이 줄어들지 않고 왼쪽 뒷머리를 찌르는 것 같고, 왼쪽 목에 옷이 닿으면 쓰라리고 뜨끔거리는 통증이 더욱 심해지면서, 대상포진 발진이 있었던 반대편 쪽으로 얼굴이 돌아가는 안면마비 증상이 발생하여 내원하였다.

검사 결과 안면신경뿐만 아니라 왼쪽 경추 2번과 3번 신경에 대상포진이 발생한 것으로 나타났다. 또한 왼쪽 눈이 감기지 않고, 입을 움직일 때 왼쪽 안면 근육이 마비돼 입이 오른쪽으로 돌아가는 마비 증상이 발생하였다.

대상포진은 일반적으로 하나의 신경을 침범하지만 드물게는 이 환자와 같이 경추 2번, 3번 신경과 더불어 뇌신경인 안면신경까지 세 개의 신경을 침범하기도 한다. 대부분 여러 신경이 침범되는 경우는 고령이거나 면역력이 현저히 저하된 환자들에게서 발생한다.

이 환자는 치료시기를 놓쳐 증상이 더욱 심해진 경우였으나, 왼쪽 경추신경 및 성상신경절 치료를 하면서 회복될 수 있었다.

Tip

귓바퀴의 신경분포

귓바퀴의 감각과 통증을 담당하는 신경은 뇌신경 중 삼차신경(CN V), 안면신경(CN VII), 미주신경(CN X)과 경추 2번과 3번 신경이다(96페이지 그림 2). 이들 신경은 모두 귓바퀴에 분포한다. 위치를 살펴보면 귀의 앞쪽 턱관절 쪽으로는 삼차신경의 하악가지(V3)가 분포하며, 귓바퀴에는 안면신경(CN VII)과 미주신경(CN X)의 감각신경분지가 분포한다. 또한 뒤의 뒤쪽에는 경추 2번 신경(C2)이 분포하고, 하악각에서 턱 부위로는 경추 2번과 3번 신경(C2, C3)이 분포한다. 이 다섯 가지 신경 중 어떤 신경에 문제가 생겨도 귀 통증이 발생할 수 있다.

따라서 귀에 통증이 있을 때는 이러한 5가지 신경 중 어느 신경과 연관된 통증인지를 감별하는 것이 중요하다.

그림 2

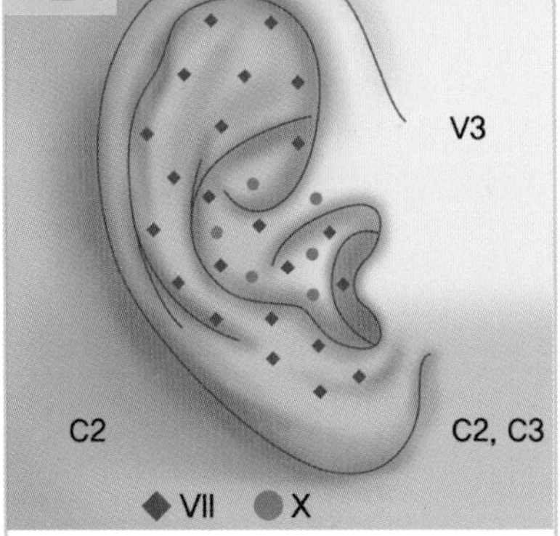

귓바퀴의 신경분포

통증은 람세이 헌트씨병과 같이 처음에는 귀가 뜨끔거리고 쑤시는 통증으로 시작하여 안면마비를 일으키게 된다. 〈사례 4〉의 환자는 대상포진이 안면신경뿐만 아니라 경추 2번과 3번 신경에 동시에 발생해, 치료받는 도중 귀 통증이 심해지고 안면마비가 발생한 경우다.

대상포진 바이러스는 일반적으로는 하나의 신경근을 침범하나 〈사례 4〉의 환자처럼 동시에 몇 개의 신경을 침범하는 경우도 있다. 여러 개의 신경근을 침범하는 경우에는 환자들의 면역력이 매우 저하되어 있기 때문에 회복속도가 느리고, 대상포진 후 신경통과 같은 합병증이 생길 위험이 크다.

따라서 이러한 환자들은 초기부터 항바이러스 제제뿐 아니라 통증에 대한 신경 치료 및 감염의 확산을 예방할 수 있도록 주의깊게 치료해야 한다.

02 경추신경(경추 2~8번)을 따라 발생하는 대상포진

경추신경에 발생하는 대상포진은 전체 대상포진의 약 15% 정도이다. 경추신경은 모두 8개로 상경추부인 경추 1번에서 4번 신경은 경신경총(cervical plexus)을 형성하고, 머리와 목, 어깨 근육과 피부에 분포하여 감각과 근육 운동을 조절한다. 또한 경추 3번과 4번 신경은 횡격막에 분포하여 횡격막의 운동을 조절한다.

하부 경추신경인 경추 5번에서 8번 신경은 각각의 척추 레벨에서 추간공을 빠져나와 상완신경총(brachial plexus)이 되어 어깨와 팔, 손가락 끝까지의 감각과 운동을 담당한다. 같은 경추라도 어떤 신경에 대상포진이 발생했느냐에 따라 나타나는 증상도 조금씩 다르다.

Tip

경추 1~4번 신경, 경신경총(cervical plexus)

경추 1번부터 4번 신경은 각각의 척추체에서 빠져나와 후지는 목 뒷부분과 어깨의 근육과 피부로 분포하며, 전지는 위아래로 연결되어 경신경총(cervical plexus)을 만든다. 이러한 경신경총은 귀의 앞과 뒤, 턱 아래 부위와 목의 앞 부분과 옆 부분, 앞 가슴 부위의 근육과 피부로 분한다. 이중 경추 2, 3번 신경은 귀의 앞쪽으로, 경추 3번과 4번 신경은 귀 뒤쪽의 피부와 감각을 담당한다. 그림 3

또한 경추 3번과 4번은 같이 합쳐져서 횡격막과 심낭막에 분포하는데, 경추 3, 4번 신경이 대상포진 바이러스에 심하게 감염되었을 경우에는 횡격막 마비로 호흡이 불편할 수도 있다.

상부 경추신경은 또한 두통을 일으키는 삼차신경과 연결(cervico-trigeminal convergence)되어 있어, 경추 2, 3, 4번 신경이 대상포진 바이러스에 감염되었을 경우 대부분의 환자가 두통을 경험한다. 그림 4

그림 3

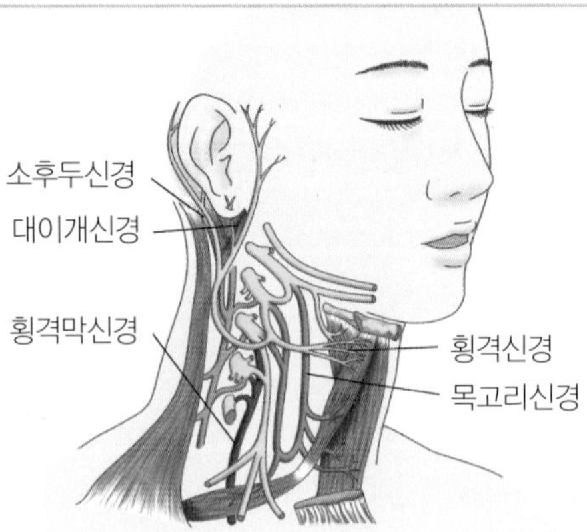

경신경총

경추 1번부터 4번의 척수에서 나오는 신경가지들이 모여 경신경총을 만든다. 대후두신경과 소후두신경이 되어 귀 뒤와 뒷머리 부위로 분포하고, 횡격신경과 목고리 신경이 되어 앞목 부위로 분포한다. 또한 횡격막 신경으로 분지하여 횡격막에 분포한다.

그림 4

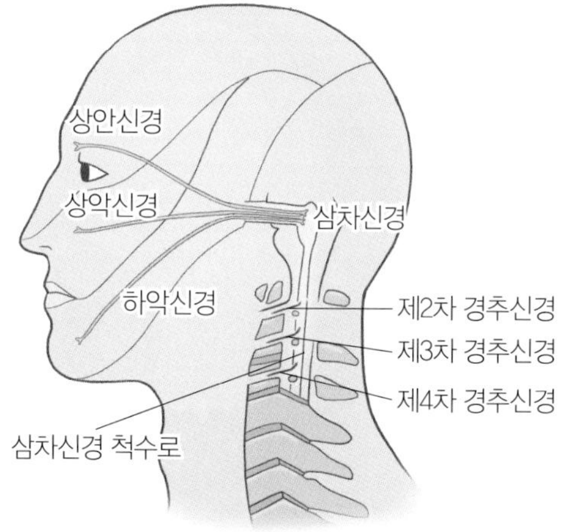

상경추부 신경과 삼차신경의 해부학적 연결(cervico-trigeminal convergence)

두통과 안면통을 일으키는 삼차신경가지는 상부 경추 부위(경추 1번에서 4번 사이)를 지나면서 경추신경과 연결된다. 따라서 상부 경추 부위에 발생한 병변은 두통과 안면통을 일으키는 원인이 된다.

경추 2번 신경의 대상포진

경추 2번 신경은 척추에서부터 나와서 경추 1~2번 관절의 바로 뒷면에 신경근이 있고, 여기서부터 경추심부근육을 빠져나오면서 대후두신경과 소후두신경으로 가지를 치면서 뒷머리와 어깨를 덮고 있는 승모근 옆으로 나와 뒷머리에서 정수리까지의 감각과 목 근육의 운동을 담당한다.

경추 2번 신경은 88페이지 그림 1 과 103페이지 그림 5 에서처럼 뒷머리, 귀 뒤와 턱 아래 부위의 피부까지 분포하면서 후두부 통증, 귀통증 및 턱 아래 부위의 통증의 원인이 된다.

이러한 경추 2번 신경에 대상포진이 발생하면 대부분의 환자에서 발진이 일어나기 전에 뒷머리 쪽에서 통증이 온다. 그래서 〈사례 5〉의 환자처럼 혈압이 오르거나 뇌에 이상이 생겼는지를 걱정하는 경우가 많다. 통증이 심한 경우에는 응급실에 내원하여 뇌 검사를 받는 환자들도 있다.

경추 8쌍, 흉추 12쌍, 요추 5쌍, 천추 5쌍, 미추 1쌍 등 총 31쌍의 척수 신경은 모두 척추뼈를 둘러싼 구멍(추간공)을 통과하여 척수로부터 빠져나온다. 하지만 경추 2번 신경은 경추 1번과 2번이 만나는 관절의 후면의 공간에 위치하여 목척추의 인대와 근육으로 덮여있고, 머리를 받쳐주는 상부 경추부위에 붙어있는 근육들 사이를 빠져나와 피부까지 분포하는 해부학적 구조를 가지고 있다.

따라서 목 자세가 나쁘거나 정신적 스트레스로 혈액순환이 잘 안 되면, 목 근육이 경직되고 경추 2번 신경에 혈액공급이 잘 안 되고 염증이 생겨 후두부에 통증이 발생한다.

통증의 양상은 전기에 감전된 것처럼 찌릿한 통증으로 나타나는데, 이러한 통증은 경추 2번 신경에 대상포진이 발생했을 때 나타나는 통증과 유사하다. 따라서 후두부에 찌릿한 통증이 오면 피부 발진이 없는 데도 대상포진이라는 오진을 내리는 경우도 종종 있다.

후두부 통증을 일으키는 경추 2번 신경의 대상포진은 반드시 피부 발진이 경추 2번 신경의 피부 분절로 나타났을 때 진단해야 한다. 피부 발진 없이 단순히 후두부의 찌릿한 통증만 있는 경우에는 제 2 경추신경과 연관된 다양한 질환을 감별해야 한다.

사례 5 오른쪽 경추 2번 신경의 대상포진

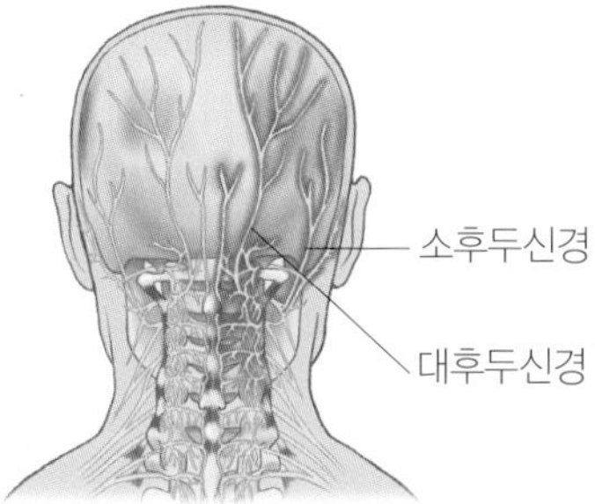

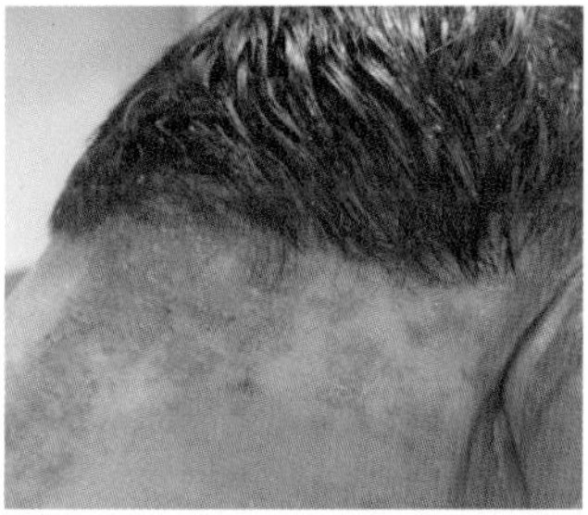

(이OO 남자 67세)

피부에 발진이 일어나기 4일 전부터 뒷머리가 당기고 무거웠다. 평소 고혈압이 있던 환자라서 혈압을 의심해 내과 진료를 받았는데, 혈압조절은 문제 없음을 확인하였다. 그런데도 점점 더 뒷머리가 찌릿하고 발진이 생기면서, 베개를 베면 발진 부위가 따갑고 쓰라려 잠을 자기 힘들어져서 내원하였다.

경추 2번 신경은 목 근육을 뚫고 나와 대후두신경이 되어 뒷머리 쪽으로 분포하고, 경추 3번 신경과 합쳐져서 소후두신경이 되어 뒷머리의 측면부로 분포한다. 그렇기 때문에 경추 2번 신경에 대상포진이 생기면 뒷머리에 통증이 생기고 발진이 나타난다.

Tip

척수신경

척수신경은 얼굴을 제외한 우리 몸의 모든 부위의 기능을 담당한다. 척수신경은 모두 31쌍(경추 8쌍, 흉추 12쌍, 요추 5쌍, 천추 5쌍, 미추 1쌍)으로 몸의 각 부위와 뇌를 연결시켜 주는 역할을 하여 몸의 각 부위에 가해지는 외부 자극을 뇌로 전달하고, 또한 뇌에서 몸의 각 부위로 정보를 전달한다. 그림 5

일반적으로 경추 1번과 미추신경은 대상포진 감염과 관련된 감각 신경절이 확실하지 않아 대상포진 감염과는 무관하다. 척수신경은 척추뼈로 둘러싼 척추관(spinal canal) 내에서 좌우의 신경구멍(추간공)을 통하여 척추체 밖으로 나와서 정해진 부위로 분포한다.

추간공 내에서는 척수신경은 전근과 후근으로 나뉘고, 추간공을 빠져나와서 전근과 후근이 합쳐져 하나의 척추 분절에서 하나의 척수신경이 나온다. 다시 교감신경분지를 내어서 분절에 따라서 몸의 각 부위로 분포하게 된다. 이때 척추 분절에 따른 몸의 각 부위에서 오는 감각은 척

그림 5

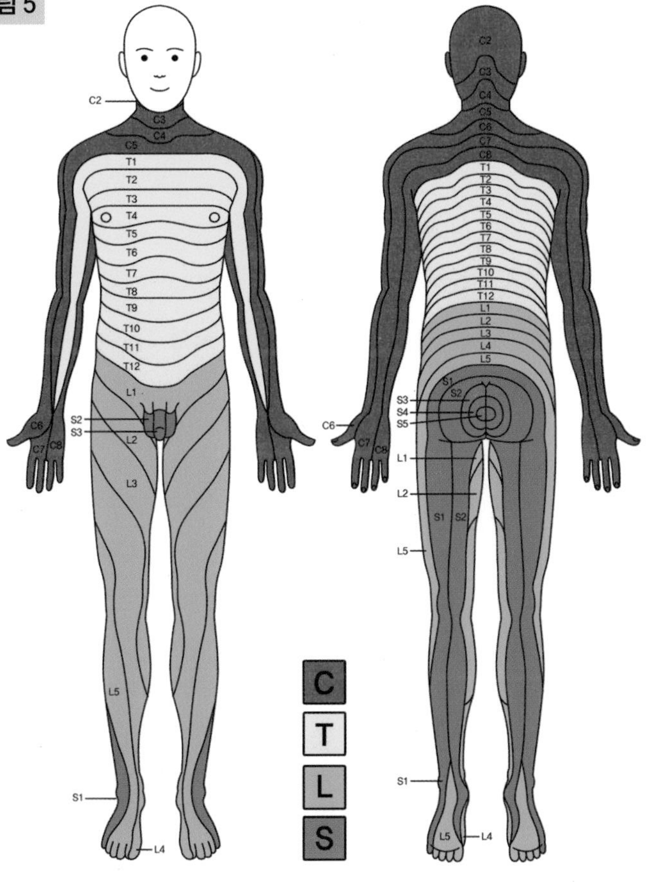

척수신경의 피부신경분포

C; Cervical 경추, T; Thoracic 흉추, L; Lumbar 요추, S; Sacral 천추

수의 후근을 통해서 뇌로 전달되고, 뇌에서 몸으로 보내지는 정보는 척수의 전근을 통해서 운동신경으로 전달되거나 교감신경으로 전달되어

우리 몸의 기능을 유지한다.

대상포진 바이러스는 척수의 후근에 잠복되어 있다가 후근과 척수신경에 염증과 손상을 일으키게 되는데 대부분의 경우에는 편측의 하나의 척수신경만을 침범한다. 따라서 하나의 척수신경이 분포하는 피부 분절로 발진이 생기고, 이러한 척수신경이 분포하는 부위에서 통증이 발생한다. 흉추 신경은 대상포진 감염이 가장 흔하게 일어나는 신경이며(약 55%), 경추 및 요추 신경, 뇌신경에 각각 15%, 천추 신경에 5% 정도로 발생한다.

경추 3번 신경의 대상포진

경추 3번 신경의 피부 분절은 귀 뒤와 턱 아래로부터 목까지로 경추 3번 신경은 경추 2번 신경의 가지와 합쳐지면서 턱 아래로 분포한다. 경추 3번 신경은 추간공을 빠져나와 머리를 받치고 있는 경추의 심부 근육 사이를 뚫고 경추 2번과 4번 신경의 가지와 연결되어, 대이개신경(greater auricular nerve), 횡격신경(transverse cervical nerve), 쇄골상신경(supraclavicular nerve)이 되어서 귀 앞쪽과 턱 아래와 앞가슴 위쪽의 피부로 분포한다.

따라서 대상포진 바이러스가 경추 3번 신경에 침범하면 이러한 신경이 분포하는 부위로 통증과 이상감각이 나타난다.

사례 6 오른쪽 경추 3번 신경의 대상포진

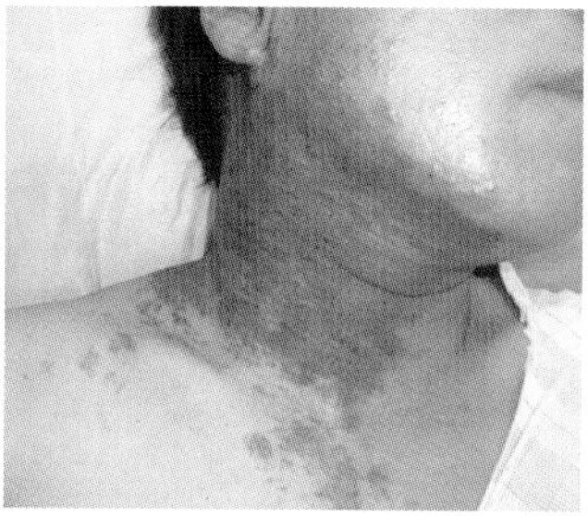

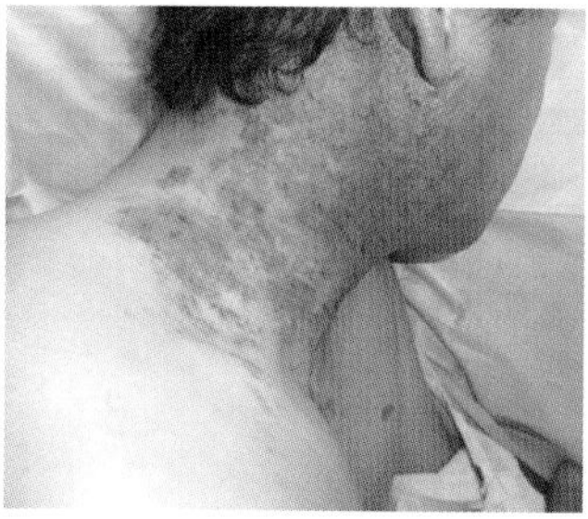

(남00 남자 45세)

45세의 비교적 젊은 환자로 오른쪽 귀 뒤가 쿡쿡 쑤시더니 귀부터 목으로 발진이 생겼다. 처음에는 귓 속이 곪는 줄 알고 이비인후과를 가려고 생각하던 중, 귀 뒤와 목 쪽으로 발진이 생기면서 대상포진 진단을 받았다.

항바이러스 치료를 받고 진통제를 복용하고 있는데도 오른쪽 귀 통증이 더욱 심해지고, 목 부위는 옷이 살짝 스치기만 해도 쓰라리고 아파 발진 3주째 내원하였다.

경추 4번 신경의 대상포진

경추 4번 신경은 경추 2번과 3번 신경과 합쳐져서 경신경총을 만들어서 어깨와 목에 분포한다. 경추 4번 신경에 대상포진이 발생하면 아래쪽 목과 어깨, 앞가슴 부위로 통증을 느끼게 된다.

또한 경추 4번 신경은 경추 3번 신경과 함께 횡격막 신경이 되어 횡격막에도 분포하는데, 이러한 신경에 대상포진이 발생하면 횡격막 운동이 저하되어 호흡이 불편해질 수도 있다.

사례 7 왼쪽 경추 4번 신경의 대상포진

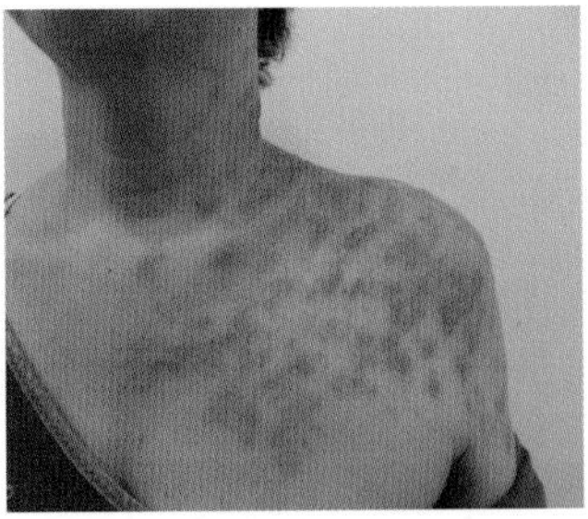

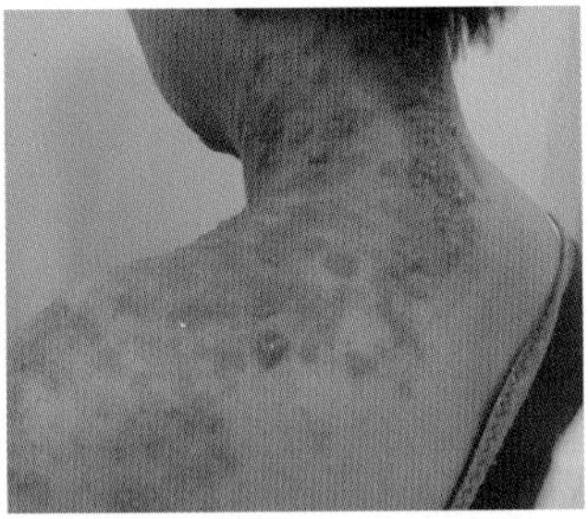

(이OO 여자 58세)

피부에 발진이 나타나기 수일 전에 왼쪽 가슴이 답답하고 숨 쉬기가 힘들면서 온 몸이 쑤시고 소화가 안 되는 증상이 나타나 내과를 방문했다. 심장과 위장에 문제가 있는지 의심스러워 심장 및 위내시경 검사를 받았지만 아무 이상이 없다고 했다.

안심하고 집에 돌아왔는데 며칠 후 피부 발진이 생기기 시작했고, 발진 7일째에 접어들자 왼쪽 어깨와 쇄골부위를 칼로 베는 듯한 심한 통증이 오고, 목젖을 찌르는 듯한 통증이 간헐적으로 발생해 내원하였다.

Tip

경추 5~8번 신경, 상완신경총

경추 5번부터 8번의 신경은 어깨부터 손끝까지의 근육의 운동과 감각을 담당하는 신경이다. 이중 경추 5, 6, 7번 신경은 경추 디스크나 협착증이 흔히 생기는 부위여서, 이러한 신경에 대상포진 감염이 일어나면 경추 질환으로 오진되기도 한다.

또한 경추 디스크나 협착증을 앓고 있던 환자가 대상포진 바이러스에 감염되면, 신경의 염증과 손상이 더욱 심해져 통증이 더 심해지거나 팔에 힘이 빠지는 증상이 동반되기도 한다. 만성적으로 통증이 지속되는 경우도 있다.

그림 6

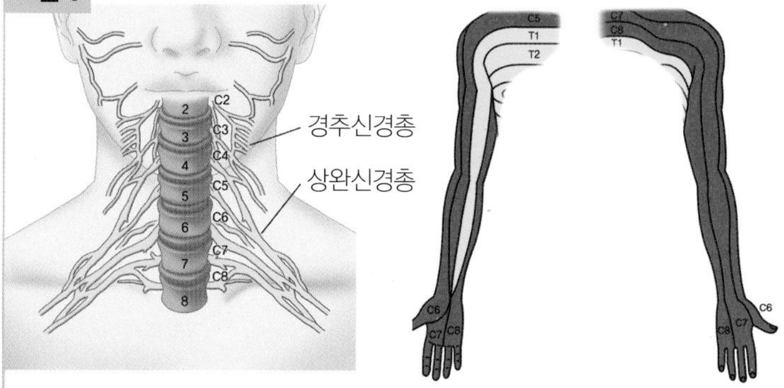

경추신경(경추 5~8번)의 피부 분포

경추 5번 신경의 대상포진

경추 5번 신경은 팔꿈치 위쪽 팔 근육(삼각근, 이두박근)의 운동 기능을 담당하고, 어깨의 바깥 면부터 팔꿈치 근처까지의 피부에 분포한다. 경추 5번 신경이 손상되면 어깨를 옆으로 올리는 동작(어깨의 외전)과 팔꿈치를 접는 동작(팔꿈치 굴곡)에 장애가 올 수 있고, 어깨에서 팔꿈치까지 통증이 발생한다.

사례 8 왼쪽 경추 5번 신경의 대상포진

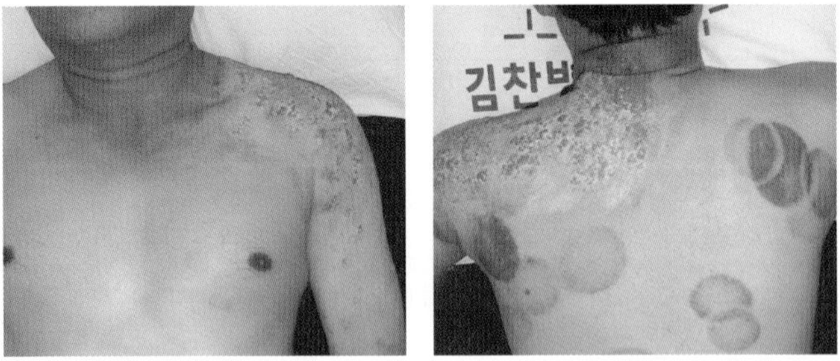

(이OO 남자 62세)

한 달 전부터 오른쪽 어깨가 아프고 손이 저려 목 디스크를 의심하고 약물복용을 해 왔다. 그런데 일주일 전부터 왼쪽 목과 어깨에 통증이 발생해 목 디스크 증상이 점차 나빠지는 것으로 생각하고 수술까지 고려하였다.

왼쪽 어깨의 승모근 부위로 근육 속이 쿡쿡 쑤시는 통증이 점차 심해지면서 내원하기 5일 전부터 왼쪽 목과 어깨로 발진이 나타나 그제야 대상포진임을 알았다. 이후 발진이 점차 심해지고 속으로 쿡쿡 쑤시는 통증과 함께 옷을 입으면 피부가 쓰라린 증상도 동반되어 내원하였다.

경추 6번 신경의 대상포진

경추 6번 신경은 팔의 바깥 면을 타고 내려가서 엄지손가락과 두 번째 손가락까지 분포한다. 주로 손목을 젖히는 근육에 분포하고, 일부는 팔꿈치를 구부리게 하는 이두박근에 분포한다.

이러한 경추 6번 신경은 퇴행성 경추 디스크나 협착증이 가장 잘 일어나는 신경이기 때문에, 대상포진 감염에 의한 통증이 있을 경우 경추 디스크나 협착증과 감별할 필요가 있다.

경추 6번 신경에 대상포진 바이러스가 침투하면 발진이 생기기 수일 전부터 어깨와 팔, 손가락 쪽에 통증이 나타나 목 디스크나 협착증으로 오해할 수 있다. 통증이 견딜 수 없을 정도로 극심해 발진이 일어나기 전에 목 디스크나 협착증으로 오진하고 척추 수술을 받는 경우도 생길 수 있다.

〈사례 9〉의 환자도 발진이 발생하기 3일 전부터 다양한 형태의 통증이 왼쪽 팔에 나타나고, 점차 손가락이 터져나가고, 살이 까진 것 같은 심한 통증으로 변하면서 응급실을 내원하여 경추 MRI 촬영을 했던 환자이다.

고령인 경우에는 무증상의 척추 퇴행성 디스크나 협착증을 가지고 있는 경우가 많기 때문에, 발진이 없이 통증만 있는 시기에는 경추 신경에 발생한 대상포진인 경우 통증 양상과 통증의 변화 추이 등을 면밀히 관찰하여 오진으로 인한 불필요한 치료를 하지 않도록 조심해야 한다.

사례 9 왼쪽 경추 6번 신경의 대상포진

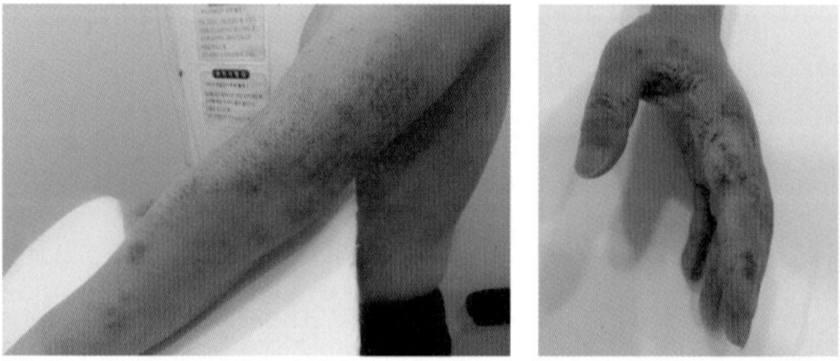

(서00 남자 48세)

피부 발진이 일어나기 3일 전에 왼쪽 팔꿈치가 갑자기 뜨끔거리더니 팔꿈치 위아래로 벌레가 기어가는 것처럼 스멀거리는 증상이 나타났다.

하루가 지나면서부터 기분 나쁜 스멀거림은 날카로운 통증으로 변했다. 왼쪽 팔꿈치 아래를 지속적으로 찌르는 듯한 통증이 하루 동안 지속되다가, 다음날에는 왼손 엄지와 검지 끝으로 바늘이 빠져나가는 것 같은 순간적인 통증이 한 시간에 한 번 꼴로 나타났다.

다음날은 뒷목에서 뒷머리로 뻗치는 통증이 생겼고 겨드랑이와 가슴 부위까지 통증이 번졌으며, 엄지와 검지 끝이 살이 벗겨지는 것처럼 견딜 수 없게 아파 내원하였다.

경추 7번 신경의 대상포진

경추 7번 신경은 팔의 뒷면을 타고 내려가서 2번과 3번 손가락 쪽으로 내려간다. 삼두박근과 손목의 굴곡근(내측 팔꿈치에 붙어있는 근육)과 손등 쪽으로 내려가서 손가락을 펴는 근육에 분포하므로, 경추 7번 신경에 대상포진이 생기면 손목을 굽히고 손가락을 펴는 동작에 장애가 생길 수 있고, 경추 7번 신경이 분포하는 피부분절을 따라 통증이 나타난다.

경추 7번 신경 역시 경추 6번 신경과 마찬가지로 퇴행성 척추 질환인 경추 디스크나 협착증이 잘 생기는 부위로 이러한 질환과의 감별이 중요하다.

사례 10 왼쪽 경추 7번 신경의 대상포진

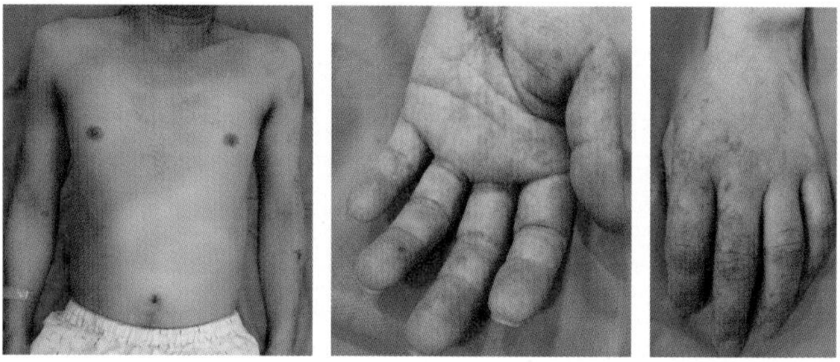

(조00 남자 38세)

38세의 젊은 남자 환자로 대상포진 발진이 발생하기 3일 전부터 어깨 근육이 뻐근하고 피곤한 증상이 나타났다. 처음에는 단순히 과로로 인해 나타나는 증상으로 여겼으나, 오른쪽 팔에 발진이 발생하면서 따끔거리는 통증과 가려운 증상이 점차 심해져 내원하였다.

경추 8번 신경의 대상포진

경추 8번 신경은 제7 경추와 제1 흉추 사이의 추간공을 빠져나와 팔의 뒷면과 내측으로 내려가서 손가락의 내재근과 5번째 손가락 쪽의 피부에 분포한다. 주로 손가락의 내재근에 분포하기 때문에 경추 8번 신경에 염증과 손상이 생기면 손가락을 꽉 쥐는 힘, 손가락을 굽히는 힘, 두 손가락을 맞잡는 힘이 약해질 수 있고, 경추 8번 신경의 피부 분절을 따라 통증을 일으키게 된다.

사례 11 왼쪽 경추 8번 신경의 대상포진

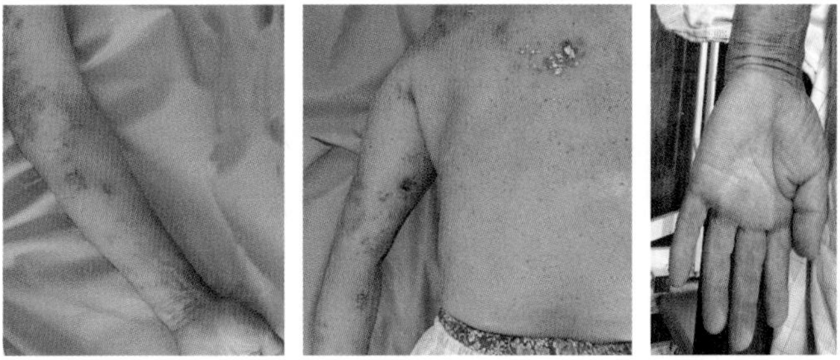

(조00 여자 84세)

왼쪽 팔이 아프고 발진이 생겨 대상포진을 진단받고 치료를 받았다. 2주가 경과하면서 발진이 나아지고 있는데도 왼쪽 팔꿈치가 쑴벅거리고 겨드랑이가 따가워서 옷을 입기 힘들었다.

왼쪽 다섯번째 손가락은 가시에 찔린 것 같이 찌릿거렸고, 팔을 움직일 때마다 통증이 심해졌다. 밤에는 통증이 더욱 심해져 잠을 잘수조차 없어 다시 병원을 찾았다.

03 흉추신경(흉추 1~12번)을 따라 발생하는 대상포진

흉추신경은 대상포진 감염이 가장 흔하게 일어나는 신경이다. 전체 대상포진 환자 중 약 55% 정도가 흉추에서 대상포진이 발생하는 것으로 알려져 있다.

흉추신경은 모두 12개로 척수신경절을 나와 두 개로 갈라진다. 그 중 후지(뒤쪽 신경)는 등과 허리 쪽 근육과 피부의 운동과 감각을 담당한다.

전지(앞쪽 신경)는 척추에서 빠져나와 갈비뼈 사이를 지나가는 11개의 늑간신경(흉추 1~11번)과 12번째 갈비뼈 아래로 지나가는 늑하신경(subcostal nerve, 12번째 척수신경의 가지)이 되어, 두경부와 가슴, 복부 내의 장기를 조절하는 자율신경계를 만드는 방척추 신경으로 분지되면서 각 척추 분절에서 나온다.

경추와 요추에서 나오는 척수신경은 여러 개의 척수신경의 분지들이 모여 신경다발을 형성하여 팔과 다리로 분포한다. 반면 흉추에서 나오는 척수신경은 각각 12개의 신경이 정해진 부위로 독립적으로 분포한다.

흉추 1번과 2번 신경은 주로 상지의 내측 부위의 감각과 손가락의 내재근에 분포하고, 교감신경을 통해서 상지의 혈관 조절과 땀 분비에 관여한다.

흉추 3번에서 6번까지의 신경은 주로 가슴 쪽 장기와 흉곽에, 흉추 7번에서 12번까지의 신경은 복부장기와 복부와 허리를 포함한 등에, 12번째 흉추 신경은 복벽과 엉덩이 가까운 허리 부위의 피부에 분포한다.

또한 이러한 흉추신경은 신경뿌리가 추간공에서 척추체를 빠져나와 척추체의 바로 옆에서 방척추 교감신경절(paravertebral sympathetic ganglion)을 형성하여 우리 몸의 혈관과 땀 분비를 조절하고, 다시 가슴과 복부 쪽으로 빠져나와 척추의 전방부위에서 교감신경절(prevertebral sympathetic ganglion)을 형성하여 가슴과 복부 내의 장기에 분포한다.

따라서 흉추신경에 대상포진이 발생하면 가슴과 복부 장기로 가는 신경에 의해 마치 장기에 이상이 있는 것과 같은 통증이 발생한다. 하부 흉추신경에 대상포진이 발생하면 위장관 기능이 약화돼 소화가 잘 안되고 장운동이 활발하지 않아 헛배가 부르고 변비가 생기기도 한다.

또한 천골신경 쪽에 대상포진이 발생하면 천골신경이 골반 내 장기인 방광 및 생식기 쪽으로 분포하기 때문에, 방광염 증상이나 생식기 쪽의 통증이 심하게 동반되기도 한다.

그림 7

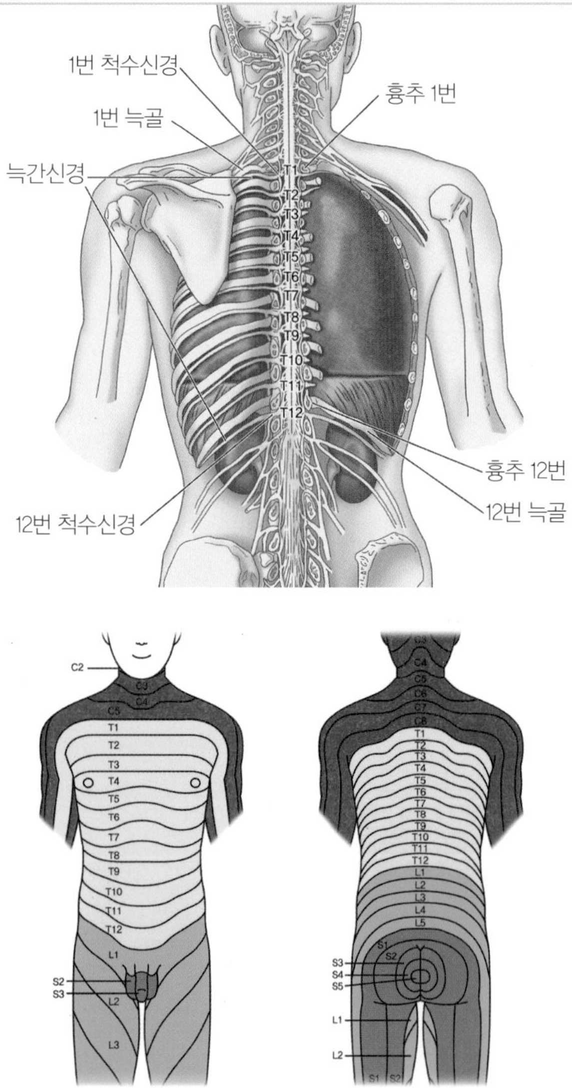

흉추신경(흉추 1~12번)과 피부 분절 C1~8 경추 1~8번 신경, T1~12 흉추 1~12번 신경, L1~5 요추 1~5번 신경, S1~5 천추 1~5번 신경

그림 8

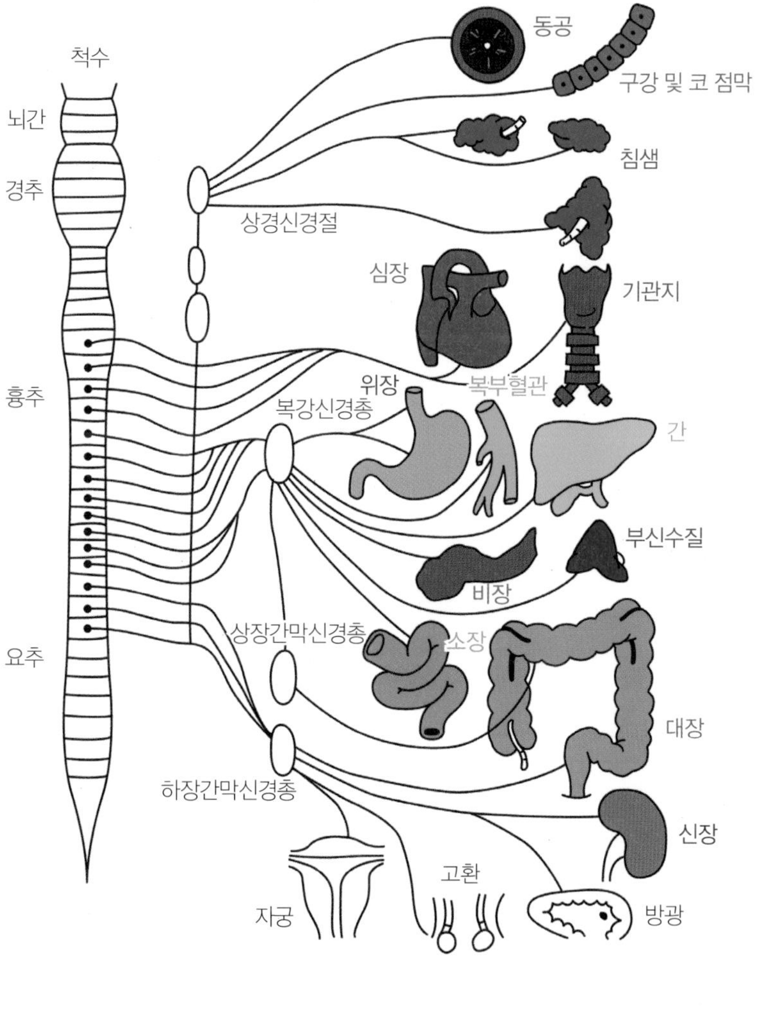

흉추신경에서 기인하는 교감신경의 장기 분포

흉추 1번에서 요추 2번 사이의 척수신경에서 시작되는 교감신경섬유는 어느 부위에서 빠져나온 신경인지에 따라 분포하는 위치와 기능이 다르다. 흉추 1번에서 4번까지는 가슴 속 장기인 심장과 기관지, 폐 기능을 조절한다.

흉추 5번에서 9번 혹은 10번까지의 신경은 대내장신경(greater splanchnic nerve)을 거쳐 복강신경총(celiac plexus)으로 간다. 9번 혹은 10번에서부터 12번 신경은 소내장신경(lesser splanchnic nerve)을 거쳐 상장간막신경총(superior mesenteric plexus)으로 간다.

마지막으로 12번째 흉추신경의 가지는 최소내장신경(least splanchnic nerve)을 거쳐 요추부에서 나오는 신경과 합쳐져 하장간막신경총(inferior mesenteric plexus)으로 간다.

이렇게 복강신경총을 거쳐 나온 교감신경은 위장, 간, 비장, 소장으로 분포하고, 일부는 상장간막신경총(superior mesenteric plexus)을 거쳐 대장에 분포한다.

하부 흉추와 상부 요추에서 시작되어 만들어진 하장간막신경총(inferior mesenteric plexus)은 신장과 대장의 일부와 직장 및 골반 내 장기인 방광과 생식기에 분포한다.

Tip

자율신경계(autonomic nervous system)

자율신경계는 교감신경계와 부교간신경계가 서로 조화와 균형을 이루어 우리 몸의 분비선, 장기, 혈관과 심장의 평활근을 조절하는 신경계이다. 자율신경계는 이름에서도 알 수 있듯이 사람의 의지와 무관하게, 우리 몸의 항상성을 유지하기 위해 자동으로 조절된다.

모든 자율신경계는 척수에서 신경이 빠져나와서 말초 장기에 이르기까지 두 번의 신경 시냅스(하나의 신경이 다른 신경과 연결되는 부위)를 거치게 되고, 이러한 시냅스는 척추체 옆에 있는 방척추 교감신경절(paravertebral sympathetic ganglion)과 척추체 앞에 있는 전척추 교감신경절(prevertebral sympathetic ganglion)에서 이루어진다.

이러한 척수에서부터 빠져나오는 자율신경계 중 교감신경계는 흉추와 요추에서부터 나오며, 부교감신경계는 뇌(간뇌와 연수)와 천추 부위에서 나온다.

흉추 1번 신경의 대상포진

흉추 1번 신경의 굵은 전지는 상완신경총으로 합쳐져서 팔의 내측의 감각과 손가락 내재근에 분포하여 손을 꽉 쥐는 힘이나 손가락을 두개씩 붙여서 힘을 주는 동작을 가능하게 해 준다. 흉추 1번 신경의 가는 후지는 첫 번째 늑간신경이 되어, 쇄골 아래 부위의 앞가슴쪽 피부로 분포한다.

경추 7번과 8번 신경이 지나가는 부위와 흉추 1번이 분포하는 부위는 비슷해 보이지만 분명한 차이가 있다. 경추 7번과 8번 신경은 앞가슴쪽으로는 분포하지 않고, 어깨부위를 지나 손가락까지 분포한다.

이에 비해 흉추신경은 쇄골부위 앞가슴과 등의 윗부분으로 분포하며, 팔의 내측부위를 타고 내려와 손목 근처까지 이어진다. 이 차이를 잘 알아두면 대상포진이 어느 신경에서 발생했는지를 알 수 있다.

사례 12 왼쪽 흉추 1번 신경의 대상포진

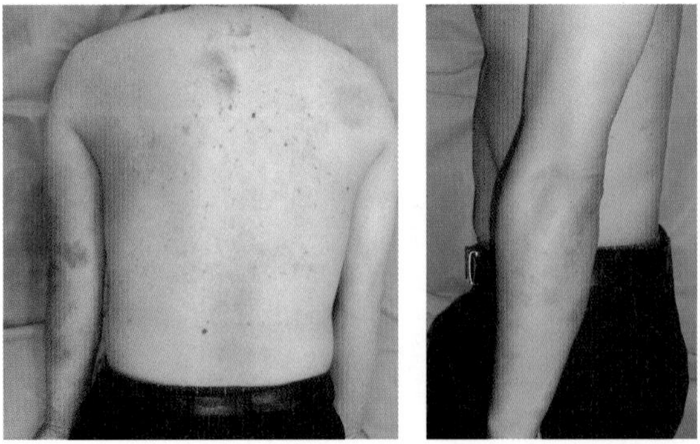

(남00 남자 46세)

피부 발진 4일 전부터 왼쪽 어깨가 담이 결린 것처럼 아프기 시작했다. 팔도 얼얼한 느낌이 들었다. 처음에는 대상포진이라고는 생각지도 못했다. 헬스장에서 운동을 할 때 왼쪽 팔 힘이 약한 느낌이 들어 병원에 가려고 생각하던 중 피부에 발진이 생겨 대상포진을 진단받았다.

흉추 2번 신경의 대상포진

흉추 2번 신경은 목 아래의 상부 흉추부위의 근육에 분포하고, 앞가슴 쪽과 겨드랑이를 거쳐 날갯죽지 아래쪽의 피부에 분포한다. 또한 심장과 폐, 갑상선에도 흉추 2번 신경이 이어진다.

흉추 1번과 흉추 2번 신경은 가슴과 겨드랑이, 날갯죽지 쪽에 분포해 흉추 1~2번 신경이 대상포진 바이러스에 감염되면, 발진이 생기기 전에 통증이 올 경우 등이 결리거나 담이 들었다고 생각하는 경우가 많다.

경추 신경은 어깨의 위쪽으로 통증이 오는 반면, 흉추 1, 2번 신경에 의한 통증은 겨드랑이 부위로 통증이 온다. 경추 신경에서 오는 통증은 날갯죽지의 상부 쪽으로 통증이 오는 반면, 흉추 1, 2번 신경에서 오는 통증은 날갯죽지의 하부 쪽으로 통증이 온다.

사례 13 흉추 2번 신경의 대상포진

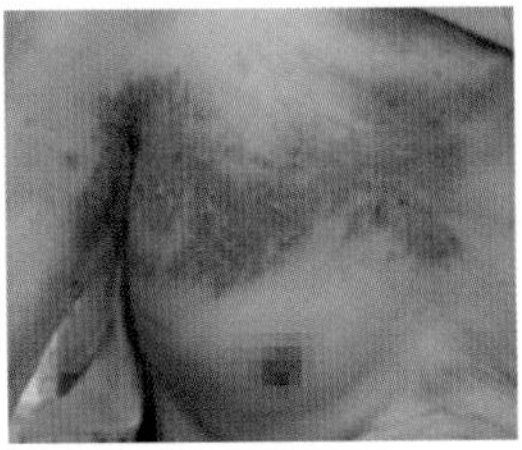
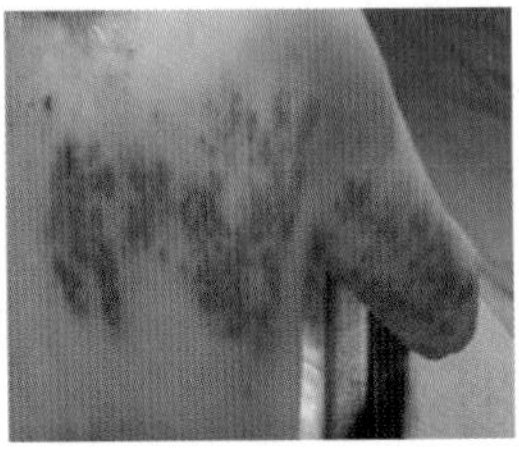

(이OO 여자 84세)

84세의 여자 환자로 대상포진을 진단받고 치료를 받았지만, 피부에 발진이 생긴 지 2주일이 지나도록 피부 발진이 회복되지 않았다. 가슴과 겨드랑이의 통증도 심하고 등을 바닥에 대고 누우면 찌르는 듯한 통증이 발생해, 발진이 없는 반대쪽을 바닥에 대고 누워 지내야만 하는 지경에까지 이르렀다. 그런 상태로 극심한 통증을 호소하며 내원했다.

흉추 3번 신경의 대상포진

흉추 1번부터 4번까지의 신경은 가슴 쪽 장기로 분포하는 신경이다. 따라서 이 부위에 대상포진이 발생하면 발진이 일어나기 전에는 폐나 심장의 이상을 의심하는 경우가 많다. 발진은 없는데 폐나 심장에 극심한 통증이 발생하니 응급실에 가서 폐나 심장 검사를 하는 경우가 종종 있다.

흉추 3번 신경은 앞가슴에서 유방 부위와 겨드랑이를 지나 날갯죽지의 아래쪽과 등 쪽으로 분포한다.

사례 14 오른쪽 흉추 3번 신경의 대상포진

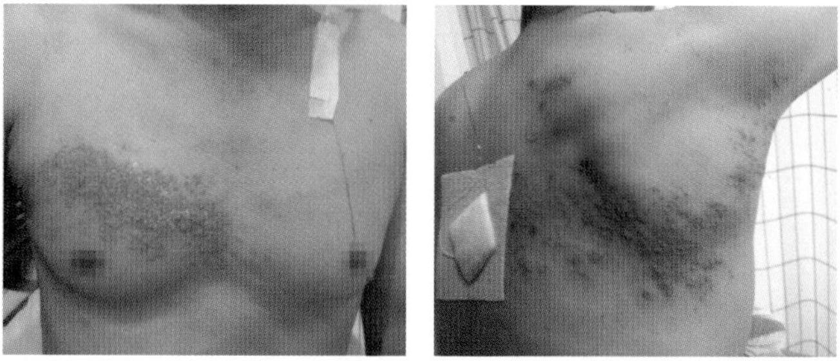

(김00 남자 54세)

54세 남자 환자로 대상포진이 발생하기 한 달 전부터 건강관리를 위해 헬스를 시작했다. 의욕적으로 운동을 시작한 지 얼마 안 돼 오른쪽 겨드랑이와 날갯죽지에 통증이 발생했다. 처음에는 의욕이 과해 무리한 탓에 아픈 것으로 생각하고, 며칠 동안 운동을 중단했다.

그런데 쉬어도 통증이 가라앉지 않고, 통증이 발생한 지 3일째 되는 날부터 가슴과 등에 발진이 생겼다. 통증도 심해져 가슴을 찌르는 듯한 통증이 지속돼 병원을 찾았다.

흉추 4번 신경의 대상포진

흉추 4번 신경 또한 심장과 폐로 분포하고 더불어 유두를 지나는 유방 부위와 등 쪽의 피부에 분포한다. 그래서 흉추 4번 신경에 대상포진이 발생하면 왼쪽인 경우에는 가슴 통증 때문에 심장질환을 의심하고, 유두 부위나 유방 부위로 찌르는 듯한 통증이 발생하기 때문에 유방암 검사를 받기도 한다.

사례 15 왼쪽 흉추 4번 신경의 대상포진

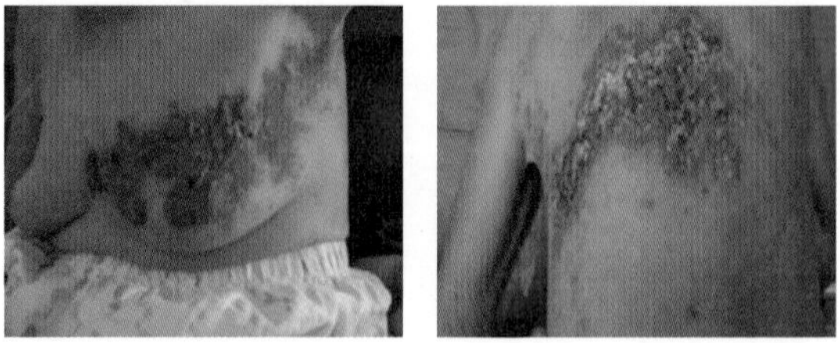

(서OO 여자 82세)

82세 여자 환자로 대상포진 발진이 왼쪽 가슴에 발생한지 10일이 지났는데도 통증이 가라앉지 않았다. 유방 부위에서는 송곳으로 찌르는 듯한 통증이, 겨드랑이에서는 쿡쿡 쑤시는 통증이 지속되었다. 또한 등 쪽으로는 따가운 통증이 하루 종일 환자를 괴롭혔다. 가슴과 겨드랑이 통증도 1~2분 간격으로 반복해서 나타났다.

통증은 밤에 더욱 심해졌다. 대상포진이 발생하기 전부터 통증이 발생했을 때와 지금까지 약 2주 이상 통증이 너무 극심해, 전혀 잠을 자지 못해 환자는 극도로 쇠약해진 상태로 내원했다.

흉추 5번 신경의 대상포진

흉추 5번 신경은 유두의 바로 아래 가슴부위를 돌아서 겨드랑이 아래를 거쳐 중간 등까지의 피부 감각과 가슴 근육을 움직이게 하는 기능을 한다. 흉추 5번에서 10번까지의 신경은 교감신경으로 복강신경총을 거쳐서 상복부에 있는 장기인 위장, 소장, 간장, 췌장 및 비장에 분포한다.

사례 16 왼쪽 흉추 5번 신경의 대상포진

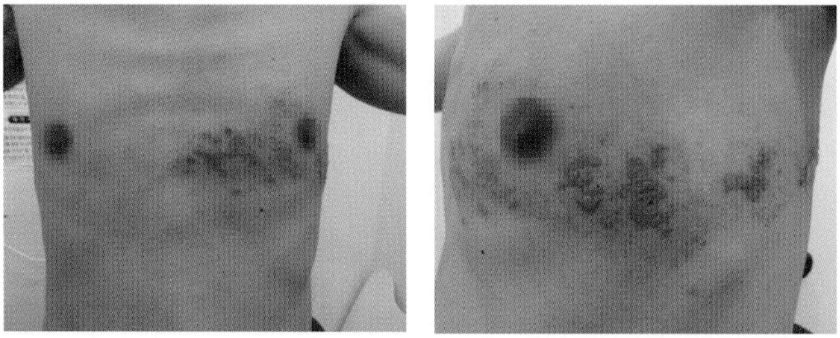

(홍00 남자 48세)

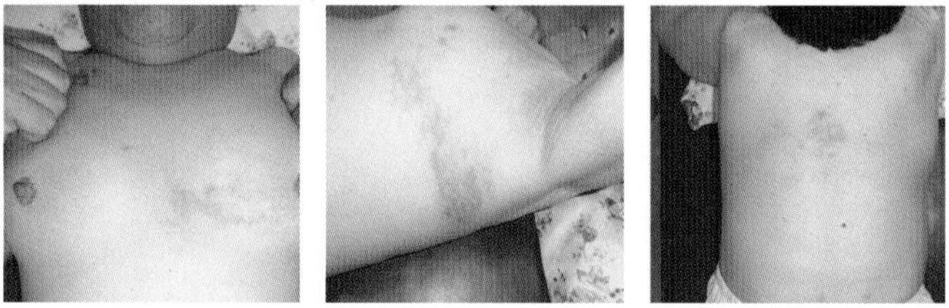

(양00 여자 72세)

위 사진의 48세 남자 환자는 피부 발진 발생 일주일 전부터 왼쪽 가슴에 묵직한 통증과 어깨 결림이 있었다. 가슴 통증 때문에 심장에 이상이 생겼을지도 모른다는 걱정을 하던 중 발진이 나타나기 시작했다. 그리고 통증의 양상도 묵직한 통증에서 가슴을 찌르는 듯한 통증으로 변했다.

발진을 확인하고 대상포진을 치료하기 위해 약물을 복용했는데도 4일이 지나도록 통증이 조절되지 않아 다시 병원을 찾았다.

아래 사진의 72세 여자 환자는 5개월 전에 왼쪽 흉추 5번 신경에 대상포진이 발생한 이후 피부 발진이 거의 회복되었는데도 통증이 지속되어 내원한 경우다.

처음에는 쑤시고 찌르는 듯한 통증이었으나 피부 상처가 나아지고 시간이 지나면서 쓰라리고 화끈거리는 통증으로 변하였다.

피부는 살짝 스치는 자극에도 쓰라림이 심했고, 한 시간에 4~5회 가량 유방과 겨드랑이 아래를 뜨거운 송곳으로 쿡쿡 쑤시는 듯한 통증이 반복되었다.

흉추 6번 신경의 대상포진

흉추 6번 신경은 명치에서부터 유방 아래쪽의 갈비뼈를 따라서 중간 등까지의 피부에 분포한다. 또한 교감신경을 통하여 오른쪽은 간으로, 왼쪽은 위장, 소장 및 췌장으로 분포한다. 따라서 흉추 6번에 대상포진이 발생하면 가슴이 아프거나 소화가 잘 안 되는 증상이 많이 나타난다.

사례 17 오른쪽 흉추 6번 신경의 대상포진

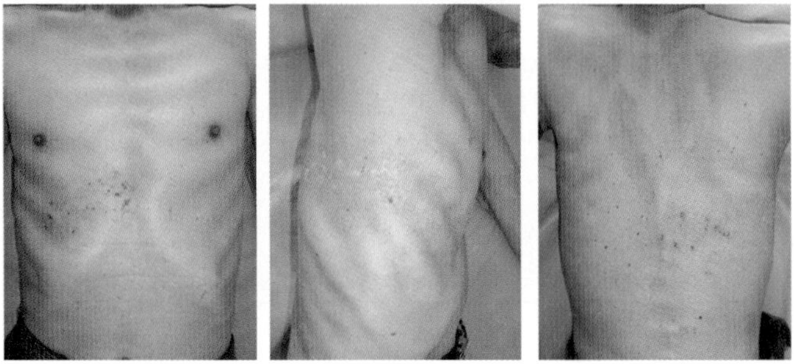

(양00 남자 72세)

72세 남자환자로 오른쪽 흉추 6번 신경에 대상포진이 발생한 후 2년이 되도록 통증이 지속되고 있다. 처음에는 오른쪽 가슴이 쿡쿡 쑤시고 소화가 안 되는 증상으로 시작되었다.

음식을 잘못 먹어 탈이 나거나 소화관에 문제가 생긴 줄 알았는데, 며칠 후 오른쪽 등과 가슴에 발진이 나타났다. 이후 일주일 동안 대상포진에 대한 항바이러스 치료를 받았다.

20여일이 지나면서 피부 발진은 많이 나아졌지만, 오른쪽 가슴과 등 통증은 2년째 지속되고 있다. 2년간 진통제를 복용하고 있지만 여전히 은근한 등 통증과 가슴을 찌르는 통증이 지속되며, 외출이나 운동을 기피하고 집 안에서만 생활하고 있다.

흉추 7번 신경의 대상포진

흉추 7번 신경은 명치에서부터 앞가슴의 갈비뼈 아랫면의 연골 부위 표면을 돌아 중간 등으로 분포하는 신경이며, 위아래 흉추 신경과 같이 복부 장기에도 분포한다. 그래서 흉추 7번 신경에 대상포진이 발생하면 간을 비롯한 복부에 위치한 장기들에 문제가 생겼다고 오해하는 경우가 종종 있다.

사례 18 오른쪽 흉추 7번 신경의 대상포진

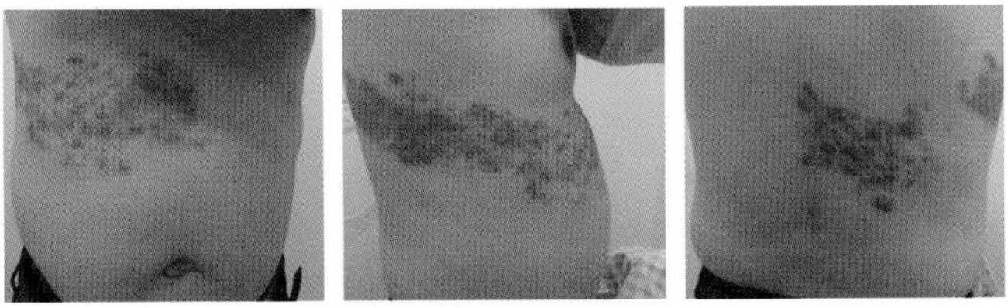

(최00 남자 48세)

평소 회식이 잦고 과로에 시달리던 48세 남자로 처음에는 오른쪽 명치가 쑤시고 피곤함이 몰려오자 간을 의심했다. 특히 그 즈음에는 회식이 더욱 잦아 간에 무리가 갔다고 여기고 내과에서 약을 처방받아 복용했다.

그러다 일주일 후 오른쪽 가슴부위에 발진이 나타나면서 그제야 대상포진 치료를 받기 시작했다. 하지만 대상포진 약을 복용하면서 일주일이 지나도 명치 쪽으로 쿡쿡 찌르는 통증은 더 심해졌고, 밤에는 잠을 잘 수 없게 찌르는 통증과 배가 화끈거리는 통증이 발생했다.

흉추 8번 신경의 대상포진

흉추 8번 신경은 상복부와 옆구리를 돌아 등 쪽으로 분포하는 신경이며, 위아래 다른 흉추신경과 같이 복강신경총을 형성하여 소화기관의 조절에 중요한 역할을 한다. 따라서 흉추 8번 신경에 대상포진이 발생하면 흉추 6번, 7번의 경우처럼 위나 간과 같은 복부 장기의 이상을 의심하게 된다.

사례 19 왼쪽 흉추 8번 신경의 대상포진

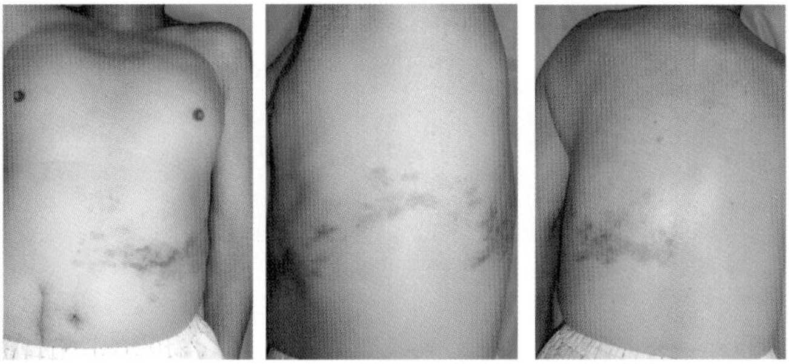

(김00 남자 68세)

왼쪽 복부부터 옆구리, 왼쪽 등에 대상포진이 발생해 치료를 받고 피부 발진은 많이 호전되었다. 하지만 통증은 대상포진이 발생한 지 2개월이 지났는데도 여전히 지속되었다.

통증 때문에 밤마다 잠을 이루지 못하고, 식욕도 감퇴돼 식사도 제대로 못하면서 몸이 극도로 쇠약해진 상태였다.

통증은 배 부위가 가장 심했다. 마치 배를 후벼 파는 듯한 통증이 심했다. 등도 화끈거리고 옆구리도 통증이 지속돼, 앉아 있는 것조차 힘들었다.

흉추 9번 신경의 대상포진

흉추 9번 신경은 배꼽 바로 위쪽의 배에서 옆구리를 돌아 등의 아래부위까지 분포하는 신경이다. 또한 상복부 장기로 가는 교감신경인 복강신경총을 구성하는 신경이기도 하다.

사례 20 오른쪽 흉추 9번 신경의 대상포진

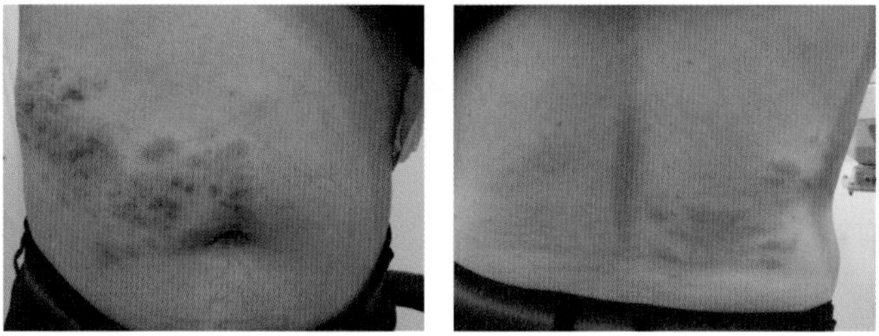

(정00 남자 55세)

55세 남자 환자로 대상포진이 발생하기 한 달 전부터 전신 피로감과 온 몸의 근육통으로 고생했다. 그러던 중 오른쪽 복부로 발진이 발생해 대상포진임을 진단받았다. 등과 배에 찌르는 듯한 통증이 있었다. 또한 배 쪽의 피부는 옷이 스치면 따가워 옷을 입고 있기도 힘들었다.

흉추 10번 신경의 대상포진

흉추 10번 신경은 배꼽 옆으로 옆구리를 돌아 골반뼈 위쪽을 지나 아래쪽 등까지 이어진다. 따라서 흉추 10번 신경에 대상포진이 발생하면 배와 등 쪽에 통증과 발진이 나타난다.

사례 21 왼쪽 흉추 10번 신경의 대상포진

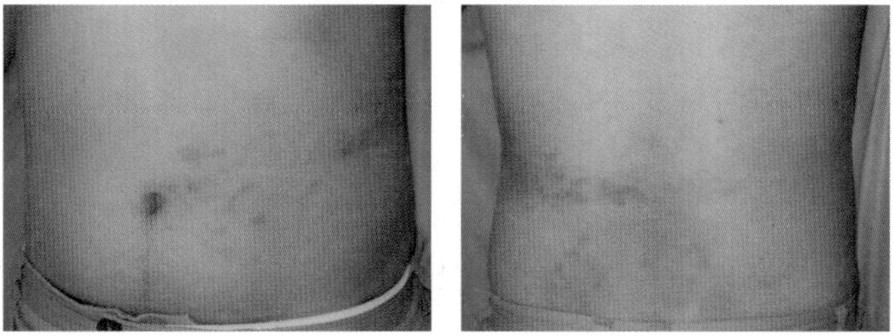

(이OO 남자 38세)

38세의 비교적 젊은 남자 환자로 한 달 전에 왼쪽 복부에 대상포진이 발생했다. 대상포진을 진단받고 약물을 복용한 후 발진은 사라졌지만, 배와 등 쪽의 찌르는 듯한 통증과 가려움은 여전했다.

가끔은 배 쪽으로 꼬집어 뜯는 것 같은 통증이 반복되었다. 진통제를 복용하였지만 효과는 없었고, 일에 집중할 수 없는 통증이 지속되어 내원하였다.

흉추 11번 신경의 대상포진

흉추 11번 신경은 배꼽 아래쪽의 배에서 옆구리를 돌아 아래쪽 등으로 가는 신경이다.

사례 22 왼쪽 흉추 11번 신경의 대상포진

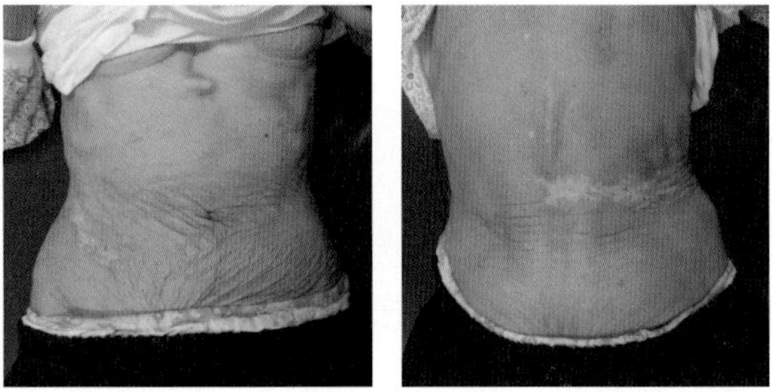

(임00 여자 83세)

83세 여자 환자로 대상포진이 발생한 지 2년이 지났는데, 여전히 등뼈가 받치는 통증과 등 쪽에서 배꼽 주위까지 스멀거리는 느낌, 옷이 스치면 상처가 쓸리는 쓰라림이 심했다.

옷이 스칠 때의 통증이 심해 옷을 입기 힘들었다. 바지나 치마도 허리를 졸라 통증이 오기 때문에 집에서는 거의 옷을 입지 못하고 지내고 있었다.

흉추 12번 신경의 대상포진

흉추 12번 신경은 사타구니 바로 윗부분의 배 쪽과 골반뼈를 감싸는 허리부위로 가는 신경이다. 따라서 흉추 12번 신경에 문제가 있을 때는 마치 요추에 문제가 있는 것처럼 요통을 느낄 수 있다.

사례 23 오른쪽 흉추 12번 신경의 대상포진

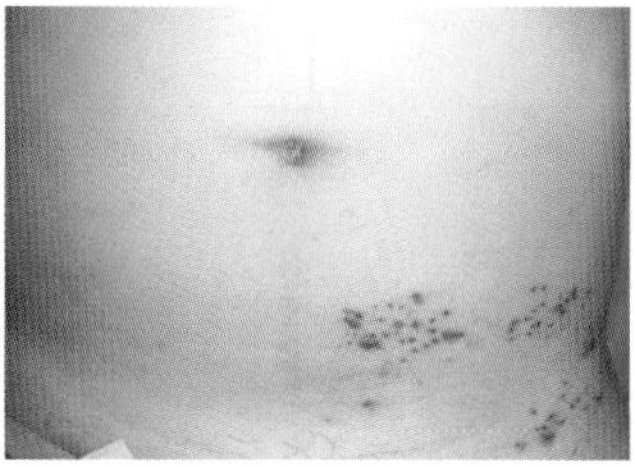

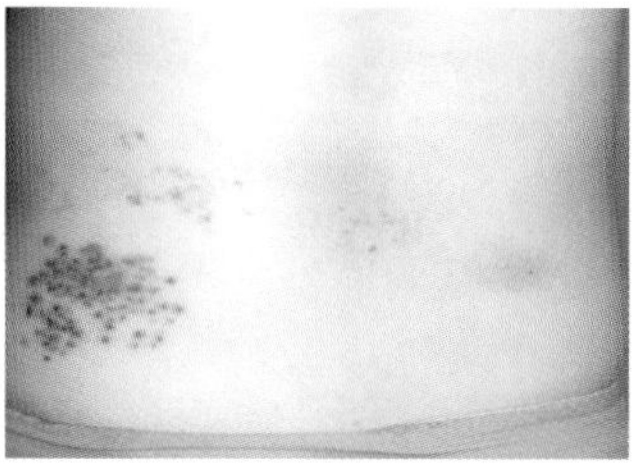

(이00 여자 43세)

대상포진이 발생한 지 10일이 지났는데도 통증이 가라앉지 않아 내원한 43세 여자 환자다. 피부 발진은 호전되는 기미가 보였으나, 옆구리 쪽이 여전히 가렵고 벌레가 기어가는 것 같은 느낌이 들었다. 또한 허리를 굽히면 요통이 심했다.

Tip

발진 없는 대상포진과 다른 질병과의 감별이 중요하다

다음의 〈사례 24〉와 〈사례 25〉는 모두 왼쪽 등과 가슴 통증으로 병원을 찾았고, 발진 없는 대상포진이라고 생각하면서 약물을 복용하고 있었던 경우이다. 대상포진은 뇌신경과 척수신경 어디에나 생길 수 있지만, 등 척추 신경에 생기는 확률이 약 55% 정도로 가장 많다.

따라서 한쪽 가슴이나 등이 아프다고 통증의 원인을 찾기 위한 검사 등을 통해 아무 이상이 없다는 것을 확인하기 전까지는 대상포진 후 신경통이라고 진단하는 것은 큰 오류를 범할 수 있다.

또한 대상포진이 흉추신경에 발생하는 경우가 흔하다 보니 한번 흉추신경에 대상포진이 발생하여 심한 통증을 경험했던 경우에는, 등이나 가슴, 배 쪽으로 대상포진 때와 유사한 통증이 발생하면 모두 대상포진이라고 생각하고 치료받는 경우가 많다.

〈사례 24〉는 흉추 2번에서 4번 사이의 흉추 척수 신경이 척수암으로 인해 왼쪽에서 압박되면서 발생된 통증이었고, 〈사례 25〉는 고령의 환자에서 척추로 전이된 암에 의한 척추뼈의 압박골절과 왼쪽 흉추 5번 신경의 압박에 의한 통증이었다.

대상포진은 노인이나 면역력이 저하된 사람에게서 많이 발생하고, 편측의 신경을 따라서 통증이 발생하는 특징이 있다. 따라서 대상포진이 있을 때와 유사한 통증이 발생하면 통증의 원인을 분석하기 보다는 노인이니까 아프다고 지레 짐작하고 진통제만 복용하며 방치하는 경우가 많다. 대상포진이 아니더라도 암이나 다른 원인으로도 신경을 자극하고 염증을 일으키면 대상포진과 유사한 통증을 일으킨다는 것을 유념해야 한다.

사례 24 왼쪽 가슴부위 통증으로 대상포진으로 오인된 흉추 척수암

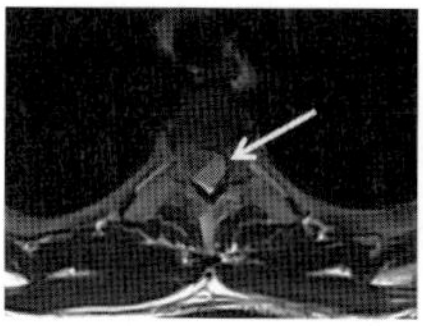

(황00 남자 53세)

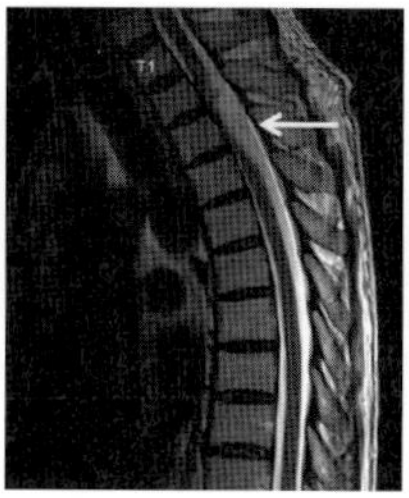

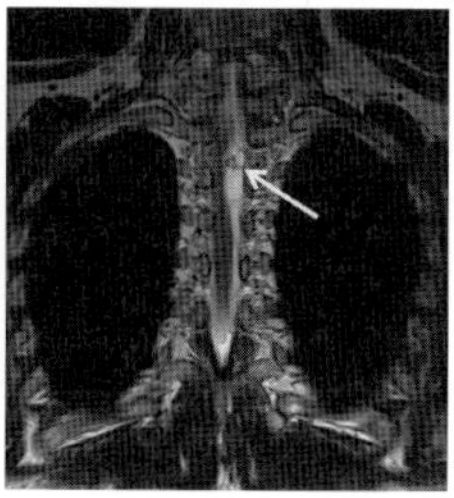

1년 2개월 전 초겨울 골프를 치고 나서부터 왼쪽 가슴부위에 통증이 생겼다. 통증은 그리 심하지 않았고, 통증이 있다가 없어지곤 하였다. 그렇지만 통증이 오래 지속돼 병원을 찾았더니 발진 없는 대상포진일 수 있으니 약을 복용해 볼 것을 권해, 통증이 심할 때만 약을 복용하면서 1년의 세월이 흘렀다.

약을 복용하면서 처음에는 그럭저럭 통증을 견딜 만했지만 몇 개월 전부터 가슴 통증이 더 심해지기 시작했다. 왼쪽 유방 주위의 갈비뼈를 칼로 베는 것처럼 아팠다. 통증이 발생하는 빈도와 강도도 심해졌다.

이전에는 하루에 몇 차례 정도 잠깐씩 통증이 왔지만 시간이 지나면서 수시로 통증이 느껴졌고, 몸을 조금만 움직여도 통증이 심하게 느껴져 대상포진 치료를 위하여 내원하였다.

이 환자는 발진이 전혀 없었던 경우였고, 환자의 통증 부위가 정확히 왼쪽 흉추 3번과 4번이 지나가는 부위였다. 또한 1년 전부터 시작된 통증이 점차 악화되고 있고, 몸을 조금만 움직여도 통증이 악화되는 양상을 보여 흉추 신경에 다른 병변이 있는지를 확인하기 위한 흉추부 MRI를 촬영하였다. 그 결과 흉추 2번에서 4번 사이에 왼쪽 척수를 압박하고 있는 종양이 발견되었다.

사례 25 왼쪽 가슴부위 통증으로 대상포진으로 오인된 척추 전이암

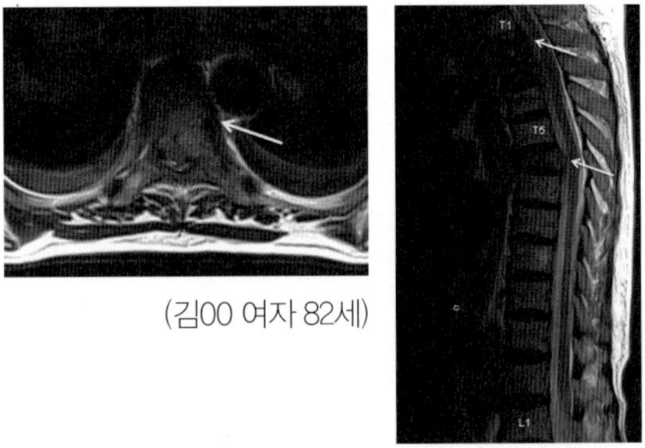

(김00 여자 82세)

82세 여자 환자로 5년 전 오른쪽 젖가슴 부위로 대상포진이 발병했던 적이 있다. 치료 후 별탈 없이 지내다 1년 전부터 왼쪽 젖가슴 아래쪽 부위에 통증이 나타나기 시작했다. 며칠에 한 번꼴로 가슴이 뜨끔거려 병원을 찾았는데, 병원에서는 대상포진이 재발했을 것이라며 약을 처방해 주었다. 3개월 전에는 폐렴이 심해 입원치료도 받았다.

최근 일주일 전부터는 눕거나 자세를 바꿀 때마다 통증이 악화되고, 특히 밤에 왼쪽 가슴통증이 심해져 누워 잠을 잘 수 없게 되면서 내원하였다.

이 환자의 통증은 정확히 왼쪽 유방 바로 아래 부위의 앞가슴과 등까지의 왼쪽 흉추 5번 신경의 주행을 따라서 발생하는 통증이었다. 나이가 많고 최근 심한 폐렴을 앓은 점과, 자세에 따라 통증이 악화되고 특히 밤에 심해지는 양상으로 척추 압박 골절이나 척추 전이 종양이 의심스러워 흉추 MRI를 촬영하였다.

흉추 MRI에서 흉추 5번과 2, 3번에 암의 전이에 의한 척추압박 골절을 발견하였고, 왼쪽 흉추 5번 신경이 지나가는 부위로의 암의 전이에 의한 통증으로 진단되었다.

이 환자처럼 과거에 가슴부위에 대상포진을 앓았다고 해서 몇 년 후 유사한 통증이 생겼을 때 대상포진에 의한 통증이라고 지레 짐작하는 것은 위험하다. 일반적으로 대상포진 후 신경통은 대상포진이 발생하고 통증이 지속되는 형태로, 전혀 아프지 않다가 1년 이상이 경과한 후 갑자기 아파지는 경우는 없다.

또한 대상포진은 정확히 편측의 하나의 감각 신경이 분포하는 부위의 통증을 호소하기 때문에, 반대쪽이 아프다거나 이전에 아팠던 부위와 조금 위나 아래가 아픈 것은 분명히 다른 원인이 있을 가능성을 먼저 생각하고 원인을 찾도록 노력해야 한다.

04 요추신경(요추 1~5번)을 따라 발생하는 대상포진

요추신경은 모두 5개로 허리 이하 발끝까지의 감각과 운동 기능을 담당한다. 상부 요추신경은 주로 허리에서부터 무릎 위쪽의 감각과 운동을 담당하고, 요추 4번과 5번 신경은 허리와 무릎 아래쪽에서 발끝까지의 감각과 운동 기능을 관장한다.

요추는 나이가 들면서 퇴행성 병변이 흔하게 일어나는 척추로 디스크병변이나 척추관 협착증과 같은 신경의 염증과 압박에 의한 요하지통은 흔하게 경험하게 되는 통증이다.

따라서 이 부위에 대상포진이 발생한 경우에는 발진 전이나 혹은 발진이 모두 아문 이후에도 통증이 있다면 척추질환으로 오인하고 치료를 받는 경우가 있으므로 주의해야 한다.

요추 1번부터 4번까지의 척추신경은 척추를 빠져나와 요추신경총을 만들고, 요추 4번부터 천추 4번까지의 신경은 척추를 빠져나와 천추신경총을 만든다. 이러한 요천추신경총은 각각 다리로 내려가면서 여러 개의 신경가지로 나뉘고, 다리 앞뒤쪽의 감각과 운동기능을 담당한다.

요추신경총은 장골하복신경, 장골서혜신경, 대퇴신경, 폐쇄신경의 가지로 나뉘어져 주로 다리의 앞면으로 내려간다. 천추신경총으로

그림 9

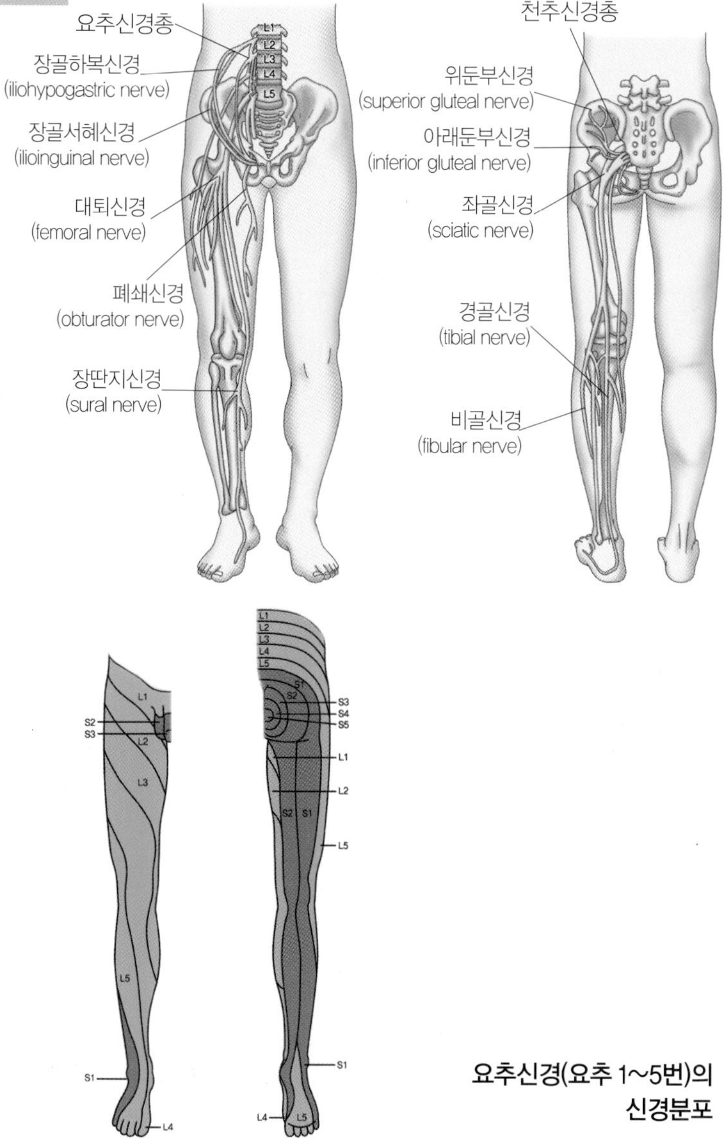

요추신경(요추 1~5번)의 신경분포

부터는 좌골신경, 위아래둔부신경, 경골신경과 비골신경으로 갈라져 주로 다리 뒷면으로 내려간다.

요추 1번 신경의 대상포진

요추 1번 신경은 주로 골반뼈 위쪽을 돌아 사타구니 쪽의 피부로 분포한다. 장골하복신경과 장골서혜신경으로 가지를 내어 엉덩이 옆면과 사타구니 쪽으로 분포하고, 음부대퇴신경(genitofemoral nerve)이 형성되어 대퇴부 위쪽과 남자의 경우 고환부위까지 분포한다.

사례 26 오른쪽 요추 1번 신경의 대상포진

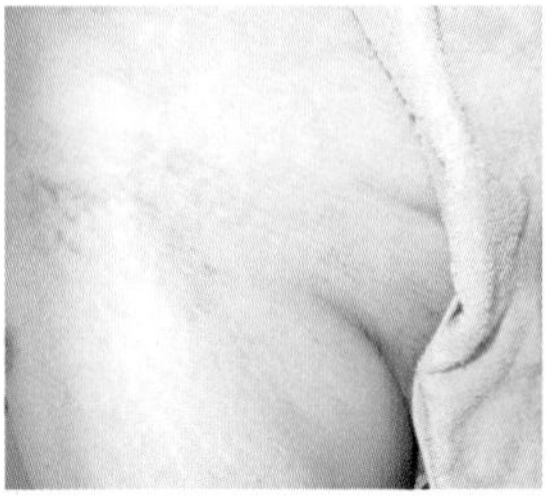

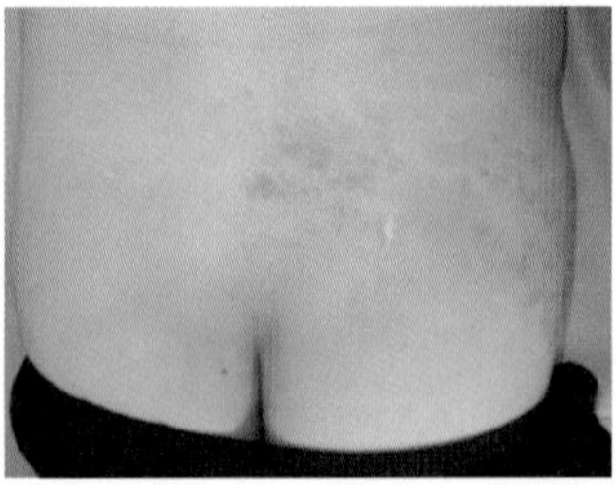

(정00 여자 48세)

오른쪽 엉덩이 윗부분과 오른쪽 골반뼈 부근에 발진과 통증이 있어 대상포진 치료를 받았다. 치료 후 발진은 호전되고 흔적도 희미해졌지만, 대상포진이 발생한 후 4개월이 지났는데도 통증은 사라지지 않았다.

오른쪽 골반뼈가 곪는 것처럼 쑤시고 아팠고, 요통이 지속되어 대상포진이 발생한 이후로는 운동도 하지 않고 주로 집안에서 쉬면서 지내다 도저히 나아질 기미가 보이지 않자 내원하였다.

요추 2번 신경의 대상포진

요추 2번 신경은 허리에서부터 엉덩이 위쪽을 돌아 대퇴부 상부쪽으로 분포하는 신경이다. 요추 2번 신경은 요추 3, 4번 신경과 같이 대퇴신경으로 되어 대퇴부 앞쪽의 무릎을 펴는 근육인 대퇴사두근(quadricepts femoris muscle)에 주로 분포하고, 일부는 폐쇄신경이 되어 대퇴부의 내측의 근육과 피부에 분포한다.

사례 27 왼쪽 요추 2번 신경의 대상포진

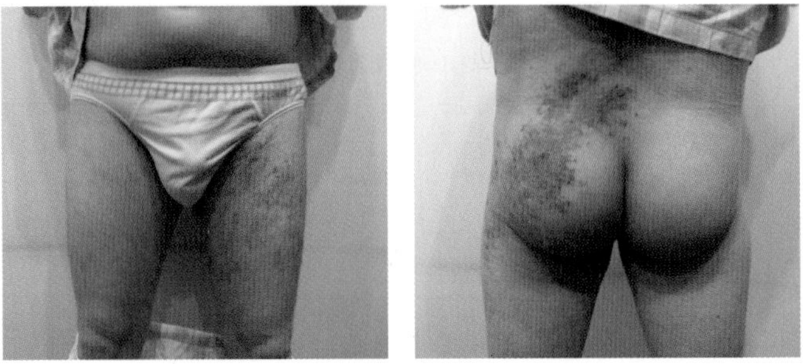

(박00 남자 62세)

62세 남자 환자로 4년 전에 오른쪽 등과 옆구리 쪽으로 대상포진이 발생하였고, 한 달 안에 수포와 통증이 모두 완치되었다. 그 후 큰 문제없이 지내다 1년 전에 혈액 종양을 진단받고, 항암치료와 면역 억제제를 복용하고 있던 중 대상포진이 재발했다. 2주 전부터 왼쪽 허리에 심한 통증이 생기면서 다음날부터 피부 발진이 발생하였다.

피부 발진이 나타난 지 2주가 지나도록 통증은 줄어들지 않았고, 통증이 심해 허리를 펴기도 어려웠다. 걸음을 걸을 때 왼쪽 허리와 허벅지 통증으로 허리를 구부린 채 절뚝거리며 겨우 걸었다.

통증은 처음에는 허리를 바늘로 찌르는 것처럼 아팠는데, 점차 칼로 후벼 파는 듯하게 아프고 허벅지는 터질 것처럼 아팠다. 몸을 움직일 때마다 통증이 더 심해서 가만히 누워 지내다 2일 전부터는 밤에 통증이 심해 진통제를 복용해도 잠을 잘 수 없어 내원하였다.

요추 3번 신경의 대상포진

요추 3번 신경은 요추 2번과 4번 신경과 함께 요추신경총을 거쳐 외측대퇴피신경(lateral femoral cutaneous nerve)과 대퇴신경으로 내려가면서 대퇴부의 중간부위의 피부에 분포한다.

사례 28 왼쪽 요추 3번 신경의 대상포진

(홍00 여자 59세)

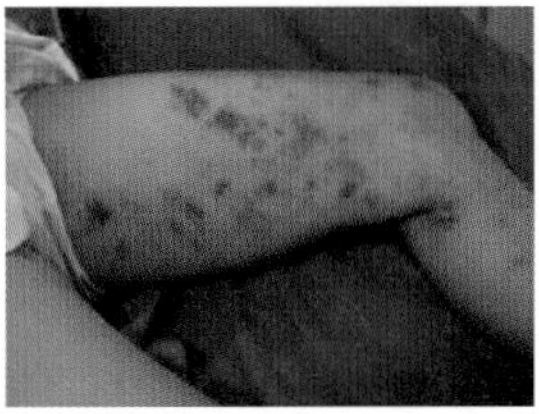

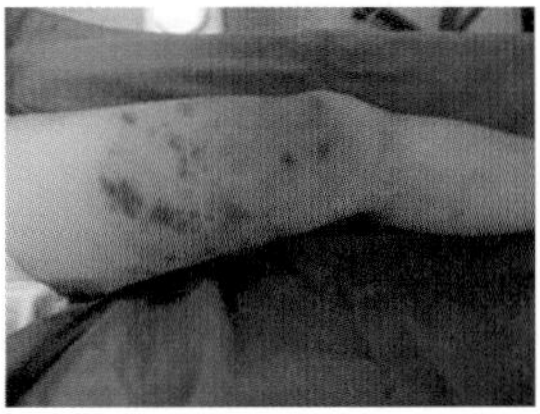

59세 여자 환자로 발진이 나기 5일 전부터 왼쪽 허리가 바늘로 찌르는 통증이 있었다. 통증 발생 5일 후 피부에 발진이 생겼고, 점차 허벅지 쪽으로 쿡쿡 쑤시고 따끔거리면서 가려운 증상이 생겼다.

요추 4번 신경의 대상포진

요추 4번 신경은 요추 5번 신경과 함께 요천추신경간(lumbo-sacral trunk)을 형성하고, 천추신경총과 합쳐져서 주로 무릎 이하의 다리로 분포하는 신경가지로 분지된다. 피부로는 대퇴부 안쪽에서 무릎을 지나 종아리 앞 내측면으로 분포하는 신경이다.

사례 29 왼쪽 요추 4번 신경의 대상포진

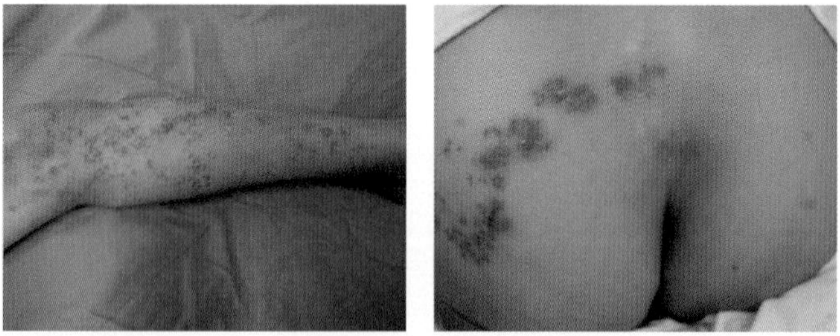

(한00 여자 69세)

69세 여자 환자로 피부 발진이 일어나기 일주일 전부터 왼쪽 허리 통증이 심했다. 10년 전에 요추 3, 4번 디스크 때문에 허리 수술을 받았었는데, 그때처럼 통증이 심해 디스크가 재발한 것으로 생각했다.

참을 수 없을 만큼 허리 통증이 심해 정형외과의 권유를 받아들여 수술을 받았는데 수술 다음 날 엉덩이 쪽에 발진이 생겼고, 허리 통증은 줄어들지 않고 대퇴부와 무릎까지 통증이 심해졌다.

피부 발진은 점차 심해졌고 통증도 마찬가지였다. 허리를 펴고 걸을 수 없이 허리가 심하게 아팠고, 걸을 때마다 무릎이 쑤시고 찌르는 통증으로 다섯 발자국을 걷기도 힘들어 내원하였다.

Tip

대상포진 통증과 허리 디스크 및 척추관 협착증 감별

대상포진이 요추신경에 발생하면 허리 디스크나 협착증과 감별해야 한다. 또한 대상포진 바이러스 감염이 심하면 감각신경의 염증과 손상에 의한 통증 뿐 아니라, 운동 신경의 염증과 손상에 의한 근력 약화가 동반될 수 있기 때문에 신경 손상 정도의 판별이 중요하다.

대상포진, 허리 디스크, 척추관 협착증 모두 신경 뿌리의 염증과 압박, 손상에서 통증이 발생한다. 하지만 신경에 염증과 손상이 생기는 원인은 제각각 다르다. 대상포진은 급성으로 바이러스에 의한 신경에 염증이나 부종이 생기고, 심한 경우 손상된다.

이에 비해 허리 디스크는 돌출된 디스크로부터 수핵이 신경 쪽으로 새어나와 신경의 염증을 일으키는 것이 통증의 주원인이다. 척추관 협착증은 신경을 둘러싸고 있는 공간(앞쪽으로는 디스크, 옆쪽으로는 척추관절, 뒤쪽으로는 척추 인대)이 노화와 퇴행으로 인하여 자라나면서 신경을 압박하는 것이 통증의 주원인이 된다.

원인은 다르지만 신경의 염증과 손상으로 통증이 생기는 것은 같아 대상포진의 경우 신경의 염증 반응이 심한 초기에는 마치 디스크에 의한 신경 염증 반응처럼 심한 통증을 일으키고, 몸의 움직임에 의해서도 염증이 심한 신경이 자극을 받게 되어 허리와 다리 통증이 악화된다.
허리나 다리가 쑤시고 땡기고 조이는 것 같은 혹은 터질 것 같은 증상들이 유사하게 나타날 수 있다.
다행히 증상을 잘 살펴보면 대상포진과 허리 디스크, 척추관 협착증을 구별할 수 있다. 허리 디스크로 인한 증상은 허리를 굽히거나 앉아있을 때 통증이 더욱 심해지는 특징을 보인다.
이는 디스크가 앉아있을 때나 허리를 굽힐 때 큰 압력을 받게 되어 염증이 있는 디스크에 더욱 심한 부종과 혈액순환의 장애로 인해 염증의 악화를 일으키기 때문이다.
척추관 협착증에서의 통증은 신경의 압박과 허혈에 의한 증상으로 주로 똑바로 서있거나 걸을 때 다리 저림 증상으로 나타나며, 앉아있거나 허리를 구부리고 있으면 증상이 완화되는 특징이 있다.
간혹 〈사례 29〉의 환자와 같이 요추 부위나 혹은 경추 부위에 발생한 대상포진의 경우에는 퇴행성 척추 질환으로 오인되어 심한 통증 때문에 수술적 치료로 이어지는 경우들이 있기 때문에 통증의 원인에 대한 정확한 감별이 필요하다.

요추 5번 신경의 대상포진

요추 5번 신경은 요추 4번 신경과 천추 신경들과 함께 좌골신경(sciatic nerve)이 되어 무릎 아래쪽의 근육과 피부로 분포한다. 요추 5번 신경의 피부 분절은 엉덩이 부위에서부터 종아리 옆면으로 내려가서 발등을 지나 엄지발가락까지 이어진다.

요추 5번 신경과 천추 1번 신경은 퇴행성 허리 디스크나 협착증이 가장 많이 발생하는 신경이다. 따라서 이러한 부위에 대상포진이 발생하였을 때는 퇴행성 척추 질병과 감별하는 것이 중요하다.

요추 4, 5번 디스크나 협착증이 심할 때 엉덩이부터 종아리 옆면을 따라 발등을 지나 엄지발가락까지 통증이 발생하고 저린 증상이 나타난다. 대상포진으로 인해 요추 5번 신경이 붓고 염증이 생겨도, 이와 유사한 증상이 나타나므로 척추에 문제가 생긴 것으로 오해하기 쉽다.

요추 신경들은 모두 다리의 운동 기능을 유지하는 역할을 하기 때문에 대상포진이 발생하였을 때, 심한 경우에는 다리 힘의 약화를 동반할 수도 있다.

또한 노인에게서 요추 4, 5번 퇴행에 의한 디스크와 협착증이 있을 요추 5번 신경에 대상포진 감염이 일어나면 증상이 더욱 심하게 나타날 수 있으므로, 다른 부위에 비하여 발병 초기부터 환자

상태를 정확하게 파악하고 치료하는 것이 중요하다.

사례 30 오른쪽 요추 5번 신경의 대상포진

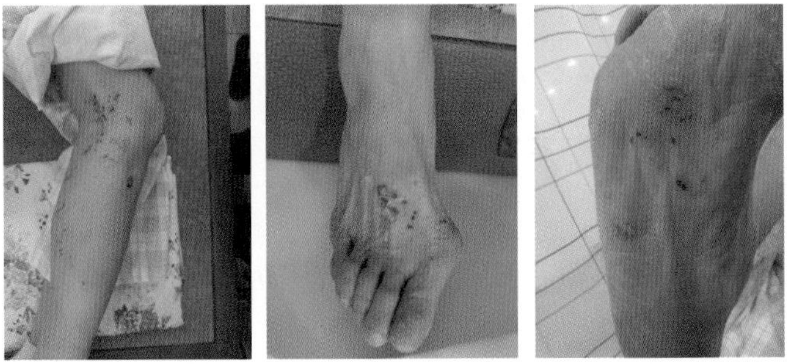

(이OO 여자 63세)

63세 여자 환자로 피부 발진이 일어나기 며칠 전부터 허리 통증이 심해서 물리치료를 받고 진통제를 복용하였다. 그 후 종아리 쪽으로 발진이 생기기 시작하였고, 오른쪽 발등과 엄지발가락에 바늘로 찌르는 통증이 생겼다. 고관절 부위는 칼로 베는 듯이 아팠고, 종아리 부위는 화끈거리는 통증이 생겼다.

앉거나 서 있을 때는 물론 걸어 다닐 때도 1분마다 수초씩 찌르는 통증이 오고, 종아리 화끈거림은 밤에 더 심해져서 잠을 자기 힘들었다.

05 천추신경(천추 1~3번)을 따라 발생하는 대상포진

천추신경은 주로 엉덩이와 다리 뒷면에 있는 근육과 피부에 분포한다. 엉덩이부터 다리 뒤, 발가락까지 이어지는 척수신경이다. 경추신경, 흉추신경, 요추신경과 같은 척수신경에 비해 천추신경에는 상대적으로 대상포진이 잘 발생하지 않는 편이다. 전체 대상포진 중 천추신경에 발생하는 경우는 약 5% 정도이다.

천추 1번 신경의 대상포진

천추 1번 신경은 요추 5번 신경과 함께 요천추신경총을 형성하여 허리와 엉덩이 부위 및 다리의 뒷면의 근육과 피부로 분포하는 신경가지로 분지된다. 천추 1번 신경 역시 퇴행성 요추 디스크나 협착증이 많이 발생하는 신경이기 때문에, 다리 뒷면으로 통증이 발생하였을 때는 정확한 감별이 필요하다.

사례 31 왼쪽 천추 1번 신경의 대상포진

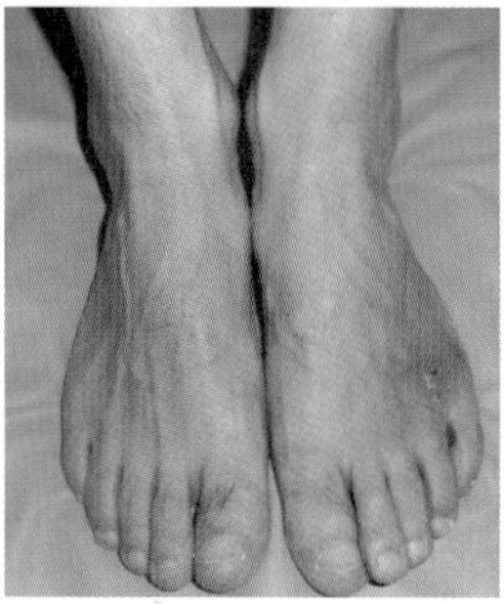

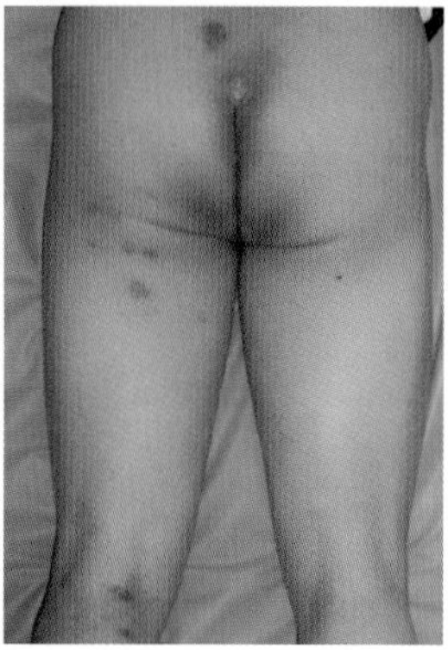

(정00 남자 59세)

왼쪽 허벅지 뒤에 대상포진 발진이 생겼던 59세 남자 환자다. 대상포진을 진단받고 항바이러스 약을 복용한 후 일주일이 지나면서 발진은 점차 아물고 있는데, 왼쪽 다리가 땡기고 쑤시는 통증은 더 심해져 갔다.

허벅지 뒤쪽으로 아리고 쓰라리고 따가운 통증이 지속되었고, 발등 통증은 신발이 닿으면 쓰라리고 쿡쿡 쑤셔서 걷기 힘들었다.

천추 2번 신경의 대상포진

천추 2번 신경은 천추 1번 신경과 함께 천추신경총을 형성한다. 엉덩이와 다리 뒷면에 있는 근육과 피부에 분포한다. 천추 1번 신경은 엉덩이부터 허벅지의 바깥면을 지나 다섯 번째 발가락 쪽까지의 피부에 분포한다.

반면 천추 1번 신경과 함께 천추 2번 신경은 엉덩이부터 허벅지의 뒷면까지의 피부의 감각을 담당한다. 천추 1번 신경이 허벅지 뒷면의 바깥쪽으로 분포한다면, 천추 2번 신경은 허벅지 뒷면의 내측으로 분포하는 차이가 있다.

사례 32 왼쪽 천추 2번 신경의 대상포진

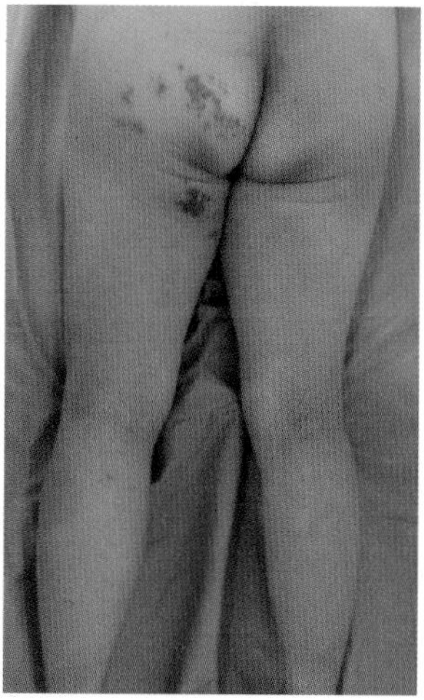

(성00 여자 41세)

41세 여자 환자로 대상포진이 발생한 후 10일 동안 항바이러스 약물을 복용하고 진통제를 복용하고 있는데도, 발진이 발생한지 2주가 되어가면서도 허벅지와 종아리 내측의 통증이 지속되었다.

낮에는 약을 먹고 지낼만하지만, 저녁 무렵부터 심해져서 다리가 무겁고 욱씬욱씬거려 잠자기가 힘들었다.

천추 3번 신경의 대상포진

천추 3번 신경은 위아래 천추신경과 함께 천추신경총을 형성하고, 신경가지로 분지되어 항문 주변의 엉덩이 부위와 생식기 쪽으로 분포한다. 또한 천추 2번에서 4번 신경은 직장과 항문, 방광 및 생식기 쪽으로 분포하는 부교감 신경가지를 만든다.

천추 3번 신경의 대상포진은 항문과 생식기 부위를 포함한 주위 엉덩이 부위에서 피부 발진이 많이 일어난다. 또한 이러한 부위는 단순포진이 잘 발생하는 부위이기도 하다.

앞에서 설명한 것처럼 단순포진은 재발을 자주 하고 통증이 심하지 않은 반면, 대상포진은 재발을 자주 하지 않고 발생 당시 통증이 심하게 동반되는 경우가 많다.

따라서 엉덩이 부위에 수포가 발생하였을 때는 단순포진과 감별해야 한다. 단순포진의 경우 안정 및 휴식으로 쉽게 회복되므로 걱정할 필요는 없다. 대상포진의 경우에는 통증의 정도나 환자의 상태에 따라서 적극적인 치료가 필요하다.

사례 33 왼쪽 천추 3번 신경의 대상포진

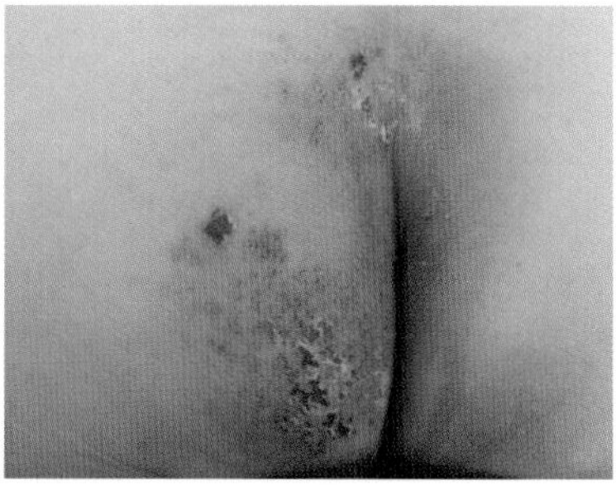

(민00 여자 60세)

60세 여자 환자로 왼쪽 다리가 저리고 항문 주위가 따끔거리는 통증이 있은 지 2일 후부터 엉덩이 부위에 피부 발진이 생겼다. 대상포진을 진단받고 약물 복용을 하고 20일이 지나가는데도 항문 쪽이 따갑고 아린 통증이 지속되었고, 하루에 서너 차례는 가려움이 심했다. 특히 배변 볼 때 통증이 가장 심했다.

걷다가 갑자기 다리에 힘이 빠져 쓰러지는 적도 있고, 왼쪽 엉덩이와 허벅지 뒤쪽으로는 저린 느낌이 지속되었다. 또한 하루에도 5~6차례씩 허벅지 안쪽으로 쿡쿡 쑤시는 통증이 있어 내원하였다.

part 2 Key Points!

- 뇌신경 중 대상포진 바이러스에 취약한 신경은 삼차신경과 안면신경이다.
- 삼차신경의 대상포진은 뇌졸중과 각막염을 특히 조심해야 한다.
- 경추신경은 모두 8개로 경신경총을 형성하고, 3, 4번 신경은 횡격막을 조절한다.
- 경추신경의 대상포진은 상부경추인 경우 두통과 하부경추신경의 경우 목 디스크와 협착증과 감별해야 한다.
- 흉추신경의 대상포진은 전체 환자의 약 55% 정도가 발생할 정도로 가장 흔하게 감염이 일어난다.
- 흉추신경의 대상포진은 통증만 있고 발진이 없는 경우 다른 질병으로 오인하지 않도록 정확한 진단이 중요하다.
- 요추신경에 대상포진이 발생하면 허리 디스크나 협착증과 감별해야 한다. 척추 질환으로 오인하고 치료하지 않도록 주의해야 한다.
- 천추신경의 대상포진은 전체의 약 5%로 단순포진과 감별해야 한다.

PART

3

대상포진,
치료가 중요하다

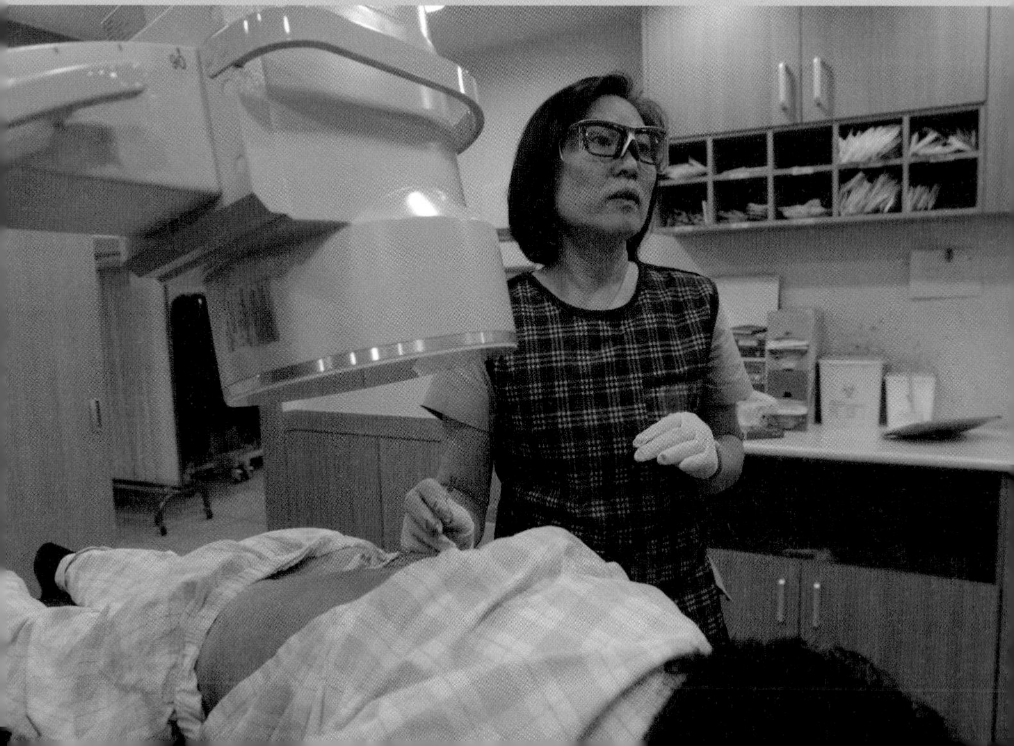

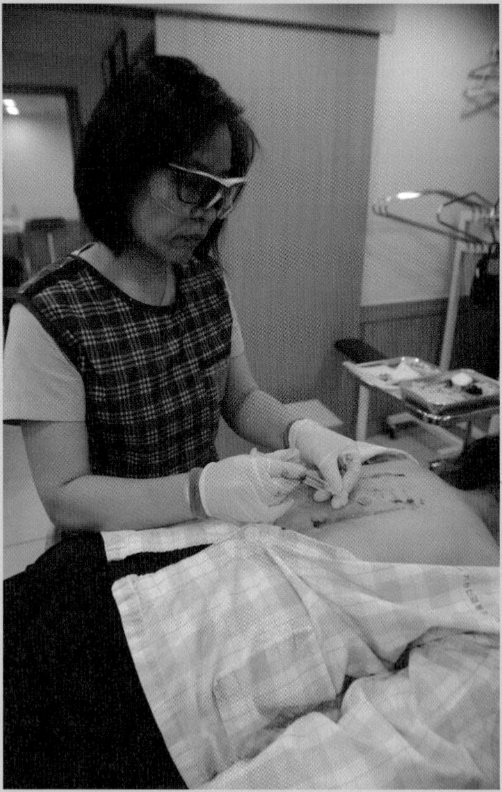

01 대상포진 급성기 치료는 이렇게

대상포진은 상상을 초월하는 통증을 동반하고, 제대로 치료하지 않으면 심각한 합병증을 불러오는 무서운 질병이지만 다행스럽게도 치료가 어려운 병은 아니다. 다만 치료시기를 놓치거나 적절한 치료를 하지 않으면 합병증으로 오래 고생할 수 있으므로 주의해야 한다. 대상포진은 발진이 생기기 며칠 전부터 심한 통증을 불러온다. 이때 대상포진임을 미리 알고 적절한 치료를 하면 비교적 수월하게 완치할 수 있지만 현실적으로 쉬운 일은 아니다.

통증이 며칠간 지속된 후에는 피부에 발진이 일어나고, 시간이 지나면서 물집이 잡힌다. 피부에 생긴 발진과 수포는 대개 2~3주 정도 지나면 딱지가 앉고 한 달 이내에 자연 치유된다.

통증과 함께 피부 발진과 물집이 생기는 기간을 급성기라고 하는데, 앞에서도 이야기했듯이 피부에 생긴 병변은 시간이 지나면 자연스럽게 낫는다. 그럼에도 대상포진 급성기 치료가 필요한 이유는 치료를 해야 통증을 최대한 줄이고, 피부발진이 심해지는 것을 막을 수 있기 때문이다. 또한 급성기 때 잘 치료해야 합병증으로부터 안전할 수 있다.

피부 발진 3일 이내에 항바이러스 약물 치료

대상포진을 치료하는 데는 바이러스의 증식을 억제하는 항바이러스 약물이 효과적이다. 항바이러스 약은 피부 발진이 발생한지 3일 이내에 복용하기 시작하면 일주일간 지속하는 것이 기본이다. 항바이러스 약은 대상포진 바이러스의 복제를 억제함으로써 병이 심하게 진행되지 않도록 돕는다.

항바이러스 약은 종류에 따라 효능에는 큰 차이가 없다. 다만 면역력이 현저히 떨어진 환자의 경우 경구용보다는 정맥 투여하는 것이 좋다.

그러나 메타분석에 의하면 이러한 항바이러스 약이 대상포진의 가장 무섭고 흔한 합병증인 대상포진 후 신경통의 발생을 줄이지는 못하는 것으로 보고된다. 간혹 스테로이드 약을 경구 투여하거나 환부에 바르거나 주사하는 경우가 있는데, 이는 치료에 도움이 되지 않는다.

스테로이드 약물에 대한 임상연구들에 의하면 항바이러스제와 혼용하여 사용해도 항바이러스제만 사용한 것과 차이가 없다고 보고되고 있다.

신경주사 치료로 대상포진 후 신경통 예방 가능

항바이러스 약 외에도 통증의 정도에 따라 적절한 진통제를 복용하거나 신경주사 치료를 받는 것은 도움이 된다. 특히 대상포진은 신경에 염증과 손상이 생기는 신경병이므로, 적절한 신경치료를 받으면 훨씬 수월하고, 확실하게 대상포진을 치료할 수 있다.

또한 급성기에 통증이 심한 환자나 대상포진 후 신경통이 발생할 가능성이 높은 환자들은 상처가 아물기 전인 급성기에 이환된 신경뿌리에 주사치료를 병행해 급성기 통증을 줄이고, 대상포진 후 신경통의 발생을 예방할 수 있다.

대상포진의 치료에 있어서 가장 중요한 점은 피부 발진이 회복된 후 지속되는 대상포진 후 신경통의 발생을 막는 것이다. 대상포진 바이러스가 신경절의 손상과 염증으로 인해 만성적인 통증이 발생하는 것이기 때문에 초기부터 신경절 주사 치료를 하면 염증과 그로 인한 통증을 효과적으로 없앨 수 있다.

대상포진 발생 초기(피부 발진이 치유되기 전, 대상포진 발생 후 약 1달)에 병변이 있는 신경에 정확한 신경절 주사 치료를 하면 대상포진 후 신경통이 발생할 확률이 현저히 줄어든다. 실제로 50세 이상의 환자에서 이러한 신경치료를 조기에 한 경우와 단순히 항바이러스 약만 투여한 경우를 비교하며 그 차이를 실감할 수 있다.

대상포진을 앓은 환자들을 대상으로 1년 후 대상포진 후 신경통이 발생한 사람들을 살펴본 결과, 항바이러스제만 투여한 경우에는 대상포진 후 신경통이 발생할 비율이 약 20%인데 비해, 신경주사 치료를 병행한 경우에는 약 2%에 불과했다. 신경치료를 병행하면 대상포진 후 신경통이 발생할 확률이 1/10으로 줄어드는 셈이다.

신경절 주사치료를 병행하면 거의 대부분이 대상포진의 고통으로부터 벗어날 수 있었다. Part2에서 극심한 통증을 호소했던 환자들도 신경절 주사치료로 조기에 치료받은 사람들은 모두 완치되었다. 그 중 대상포진이 잘 발생하는 경추신경, 흉추신경, 요추신경, 천추신경별로 각각 대표적인 사례 하나씩을 들어 치료 과정을 설명한다.

108페이지 〈사례 8〉

왼쪽 경추 5번 신경에 발생한 대상포진 환자 신경절 주사치료의 예

대상포진 바이러스 감염이
시작된 경추 5번 신경절에
약물이 퍼져 있다.

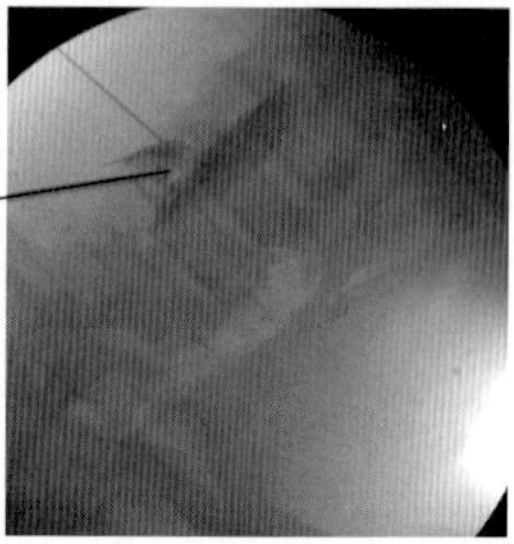

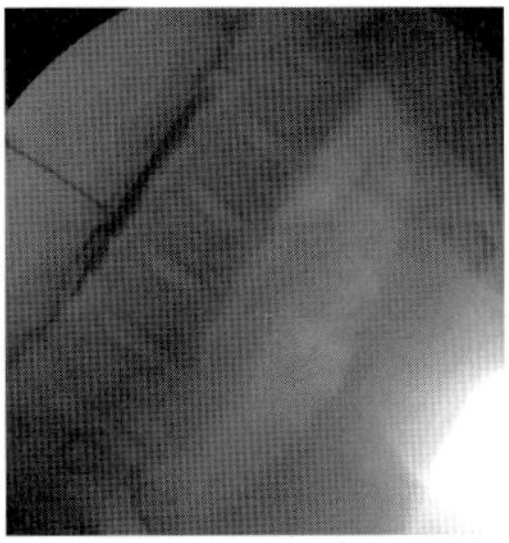

〈사례 8〉의 환자는 발진 발생 일주일 경부터 신경절 주사치료를 하였고, 피부발진이 회복되면서 통증도 모두 사라졌다. 척수신경절은 대상포진 바이러스의 재활성화가 시작되는 부위이다. 이 부위에 직접적인 주사 치료를 하면 대상포진으로 인한 신경의 염증을 없애고, 신경의 과민한 변성을 회복시킬 수 있다. 대상포진과 연관된 통증을 치료하는 가장 중요한 치료법이다.

사진은 왼쪽 경추 5번 신경절 주사치료를 할 때 약물이 경추 5번 신경절을 통해 경막외강(척수신경을 싸고 있는 작은 공간)과 말초신경 쪽으로 퍼지고 있는 사진이다(사진에서 검은색 부위. 옆 페이지의 사진은 경추를 정면으로 보았을 때, 위의 사진은 경추를 사면으로 보았을 때의 모습이다).

120페이지 〈사례 12〉
왼쪽 흉추 1번 신경에 발생한 대상포진 환자 신경절 주사치료의 예

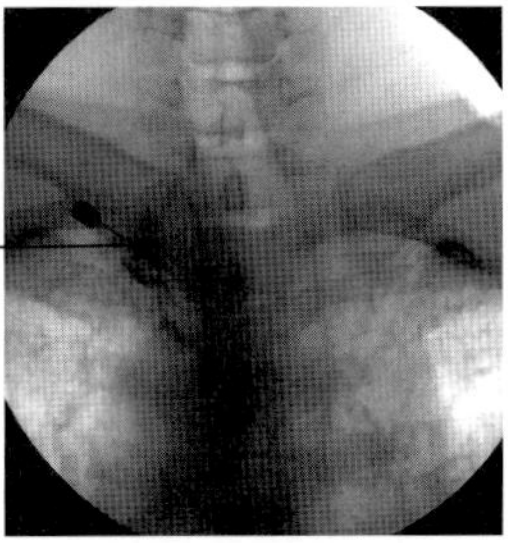

〈사례 12〉 환자도 흉추 1번 신경절 주사치료 후 피부 상처가 회복됨과 동시에 통증도 모두 완치되었다. 앞 페이지 사진의 바늘 끝 부위가 대상포진 감염이 시작된 신경절 부위이고, 약물이 왼쪽 흉추 1번 신경절과 위아래의 신경막으로 퍼져 있다.

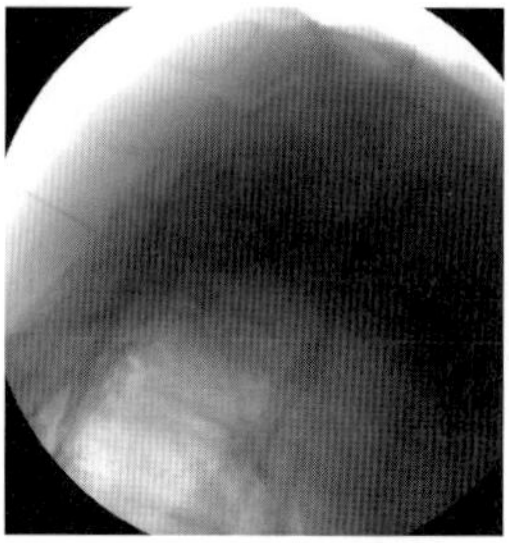

위의 사진은 흉추를 측면에서 보았을 때의 모습으로 바늘 끝으로 보이는 까만색 검은 줄이 신경으로 약물이 퍼져있는 사진이다.

132페이지 〈사례 20〉
오른쪽 흉추 9번에 발생한 대상포진 환자 신경절 주사치료의 예

대상포진 바이러스 감염이
시작된 우측 흉추 9번 신경절에
약물이 퍼져 있다.

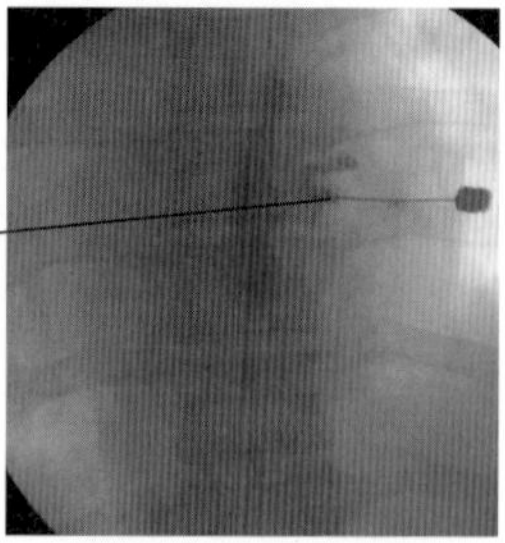

〈사례 20〉은 대상포진 발병 후 상처는 많이 아물고 있는 중이었지만 통증이 심해 내원했던 환자이다. 흉추 9번에 신경절 주사치료를 한 후 배 쪽으로 옷이 스치면 쓰라렸던 통증이 사라지고, 약

한 달간의 주사치료 후 완치되었다.

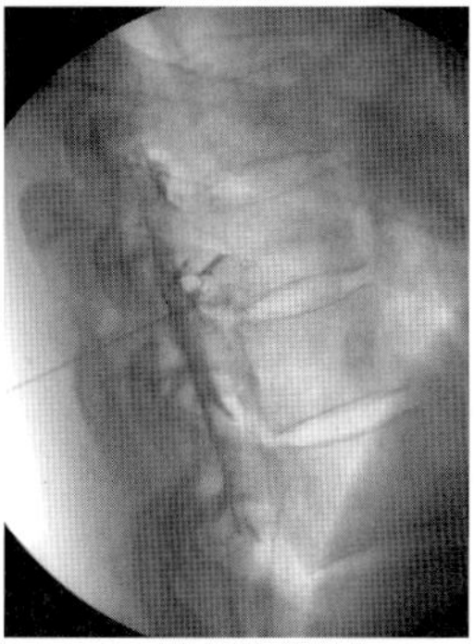

앞 페이지의 사진에서 바늘 끝이 있는 부위가 대상포진 감염이 시작된 오른쪽 흉추 9번 신경절이며, 이곳을 중심으로 주사 약물이 퍼지는 사진이다(검은색).

흉추의 측면상인 오른쪽 사진에서는 바늘 끝에 동그랗게 보이는 부위가 대상포진이 발생한 우측 흉추 9번 신경절의 모습이고, 그 신경절을 둘러싸고 약물이 퍼지고 있다.

146페이지 〈사례 29〉
왼쪽 요추 4번 신경에 발생한 대상포진 환자 신경절 주사치료의 예

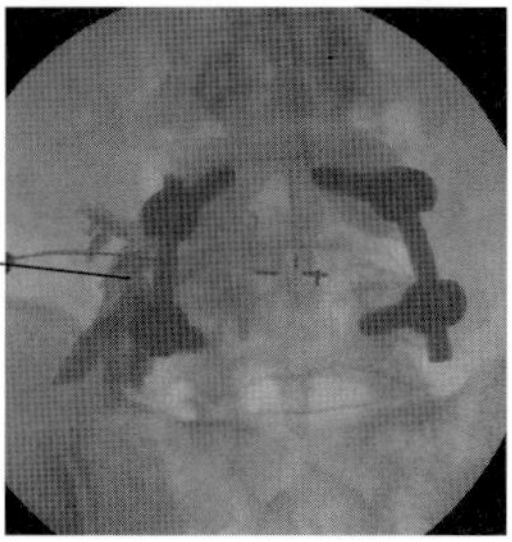

대상포진으로 인해 발진이 일어나기 전 통증을 허리 디스크 통증으로 오인하여 재수술을 받은 환자이다. 재수술 후에도 통증이 지속되어 내원하였고, 요추 4번 신경절 주사치료를 시행하면서 통

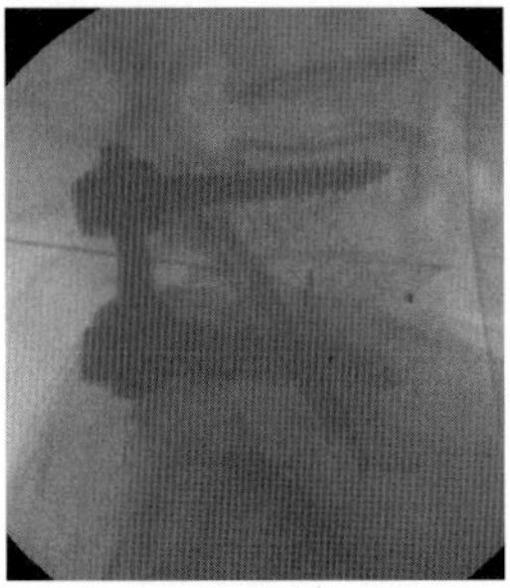

증이 경감되었다. 약 2달간의 반복적인 신경 주사 치료 후 왼쪽 허리와 다리 통증이 현저히 경감되었고, 업무에 복귀하고 정상적인 생활을 할 수 있었다.

앞 페이지의 사진은 요추를 정면으로 보았을 때의 모습으로 바늘 끝이 왼쪽 요추 4번 신경절에 위치하고, 약물이 신경절에서 척수신경과 말초신경으로 퍼지고 있음을 확인할 수 있다.

위의 사진은 요추를 측면에서 보았을 때의 모습으로 바늘 끝으로 지나가는 검은색 사선이 요추 4번 신경이다. 요추 4번과 5번 사이에는 10년 전에 시행한 허리 디스크 수술로 인한 기구가 삽입되어 있다.

물집은 건드리지 않는 것이 최선

환부의 발진과 물집은 자연히 마를 수 있도록 뜯어내거나 터트리지 않는 것이 좋다. 물집은 터트리면 피부 감염의 위험이 있고, 피부 상처가 깊어져서 회복된 이후에도 흔적이 심하게 남을 수 있기 때문이다.

또한 피부에 분포하는 말초신경의 염증에 의한 피부의 수포이기 때문에 수포에 분포하는 신경 손상을 더욱 조장하여 신경통을 악화시킬 수 있다.

따라서 대상포진 급성기에는 피부 상처 부위에서 항바이러스 연고를 하루 3~4차례 바르고, 건드리지 않고 기다려야 한다.

하지만 면역력이 매우 저하된 환자나 고령인 경우 피부 상처가 깊게 생기고 수포가 심하게 발생하며, 건드리지 않아도 수포가 터지면서 2차 감염으로 상처 회복이 느려지고 통증이 심해지는 경우가 있다.

이런 경우에는 항생제를 증류수에 녹인 후 소독된 거즈를 항생제 액체에 담갔다가 적당히 짠 후, 수포부위를 덮어 주어 2차 감염을 최소화시켜야 한다.

Key Points!

- 대상포진은 급성기에 잘 치료해야 통증을 줄이고 피부발진이 심해지는 것을 막을 수 있다.
- 바이러스 증식을 막기 위해서 발진 3일 이내에 항바이러스 약물을 사용하면 효과적이다.
- 대상포진 발생 초기에 신경에 신경절 주사치료를 하면 대상포진 후 신경통이 발생할 확률을 확실히 낮출 수 있다.

02 대상포진 후 신경통의 치료

대상포진이 발생한 후 상처가 모두 아문 이후에도 통증이 지속되는 상태를 '대상포진 후 신경통'이라고 한다. 실제 전체 대상포진 환자의 약 2/3 이상이 피부 상처가 아무는 피부 발진 발생 2~3주 후에도 통증을 느낀다. 일반적으로 대상포진 발진이 발생하고, 3달 이상 지속되는 통증이 있을 때 대상포진 후 신경통이라고 말한다.

대상포진은 건강한 사람에게는 감기와 같이 쉽게 지나가는 병이지만, 노인이나 면역력이 약화된 사람에게는 한 번의 감염으로 평생 고통을 안고 가게 만드는 힘든 병이기도 하다. 따라서 환자의 연령과 상태에 따라서 초기에 치료를 잘 해야 대상포진 후 신경통이라는 합병증에서 벗어날 수 있다.

대상포진 후 신경통의 발생률은 나이에 비례해서 증가한다. 60세 이전의 환자에서의 발생률은 5% 정도인데 반해, 60세 이상에서는 10% 이상, 80세 이상에서는 20% 이상의 환자가 대상포진 후 신경통을 앓게 된다. 물론 60세 이상의 환자들 중에는 약 50% 이상이 대상포진의 피부 발진이 모두 회복된 이후인 발진 발생 한 달 후까지 통증을 느낀다.

대상포진 후 신경통은 만성 통증이기 때문에 삶의 질을 대폭 떨어뜨린다. 특히 노약자들은 식욕감퇴, 피곤, 불면과 우울에 시달리고, 사회적인 고립과 정신적인 고통이 가중돼 힘든 삶을 살게 된다. 미국 통계에 의하면 대상포진 후 신경통은 노인 환자에서 자살의 가장 흔한 원인이 된다고까지 보고되고 있다.

통증을 최대한 줄이고 부작용이 적은 약 선택이 중요

신경에서 기인하는 통증, '신경병증성 통증'은 만성이 되면 신경의 변성(plasticity)이 일어나기 때문에 어떠한 약이나 치료에도 반응하지 않는 경우도 많다. 예를 들어 가장 강력한 진통제인 마약성 진통제조차도 신경병증성 통증에는 효과가 없는 경우가 많으므로, 대상포진이 발생하면 대상포진 후 신경통이 되지 않도록 치료하는 것이 중요하다.

일단 대상포진 후 신경통이 되면 완치가 매우 어렵기 때문에 치료의 목적을 완치보다는 통증을 최대한 줄이고 삶의 질을 높이는 데 둔다. 오랫동안 통증이 지속되면 이런 저런 진통제에 의지하게 되는 경우가 많은데 위험천만한 일이다.

무분별한 진통제 복용은 오히려 통증을 더 악화시킬 우려가 크다. 불필요한 약을 복용하지 않도록 하고, 환자의 통증을 최대한 경감시켜주고 부작용이 적은 약을 선택하는 것이 중요하다.

통증을 치료하는 대표적인 약물은 항우울제이다. 이는 다른 신경병증성 통증에서와 마찬가지로 통증을 억제하는 신경전달물질인 세로토닌과 노르에피네프린이 신경 연접 부위에 많이 남아있도록 도와주어 통증을 억제하는 기능을 강화시켜 준다.

항우울제와 함께 많이 사용하는 약물이 항간질약이다. 항간질약은 테크레톨, 가바펜틴, 프리가발린 등 여러 종류가 있다. 신경병증성 통증(neuropathic pain)은 다양한 원인에 의해 손상되거나, 염증이 생긴 신경 주변에 나트륨 이온(Na^{+})이 축적되어 과민반응(hypersensitivity)을 일으키기 때문에 유발되는 것으로 알려져 있다.

따라서 신경막에서 나트륨 이온이 들어오는 경로인 나트륨 통로를 차단하면 통증을 효과적으로 줄일 수 있다. 이런 역할을 하는 약물이 바로 항간질약이다.

항간질약은 나트륨 통로를 차단하는 것 뿐만 아니라, 신경세포를 비정상적으로 활성화시키는 칼슘이 신경세포 안으로 유입되는 것을 줄여주어 신경을 안정화시키는 역할도 한다.

마약성 진통제도 대상포진 후 신경통을 조절하는 데 사용되기도 한다. 대상포진과 같은 신경병증성 통증 환자에게는 가장 강력한 진통제인 마약성 진통제로도 통증이 잘 조절되지 않는 경우도 많다. 그러나 마약성 진통제가 효과가 있을 경우에는 다양한 종류의 약물을 투여해 보고 적절한 약을 사용하기도 한다.

일반적으로 부작용이 없는 한 통증을 줄이기 위한 가장 적정량의 용량을 사용한다. 특히 노인들의 경우에는 마약성 진통제 패치를 함께 사용하면, 경구로 복용하지 않고도 통증을 줄이는데 도움을 받을 수 있다.

이 밖에 이질통이 심해 옷을 입기 힘든 환자들에게는 고농도 국소마취제 연고나 패치가 효과적일 수도 있다. 매운 고추에서 추출된 캡사이신 성분으로 만들어진 캡사이신 연고도 도움이 된다.

이 연고는 감각신경 말단의 온도와 통증을 전달하는 수용체와 결합하여 처음에는 화끈거리는 통증을 유발하나, 반복적으로 사용하면 통증 수용체의 기능을 저하시키고 통증 전달 신경의 민감성을 떨어뜨려 통증전달 신경세포를 파괴하는 역할을 하기 때문에 통증을 억제시키는 효과가 있다.

이러한 약물들 뿐 아니라 대상포진 후 신경통과 같은 만성 통증을 앓고 있는 환자들에게 동반되는 불면과 우울, 불안 등에 대한 약물 치료를 병행하는 것이 도움이 된다.

신경주사 치료로 통증 조절 가능

다른 만성 통증과는 다르게 대상포진 후 신경통은 통증 부위가 대상포진 바이러스에 의하여 침범된 하나의 신경의 주행 부위에서만 발생하고, 주위나 다른 부위로 확산되지 않으며, 발병한지 오랜 시간이 지난 후에도 이환된 신경뿌리에서의 염증 반응이 지속되는 특징이 있다. 그렇기 때문에 이환된 신경뿌리에 대한 주사 치료나 고주파 열응고술과 같은 시술이 현저한 통증 경감을 가져다 줄 수 있다.

대상포진 후 신경통은 완치하기 어려운 질환이기 때문에 대상포진이 발병한 경우 조기에 신경치료를 병행하여 대상포진 후 신경통이 되는 것을 예방하는 것이 중요하다.

대상포진 후 신경통 환자의 척수신경절 주사와 고주파 열응고술 치료 예

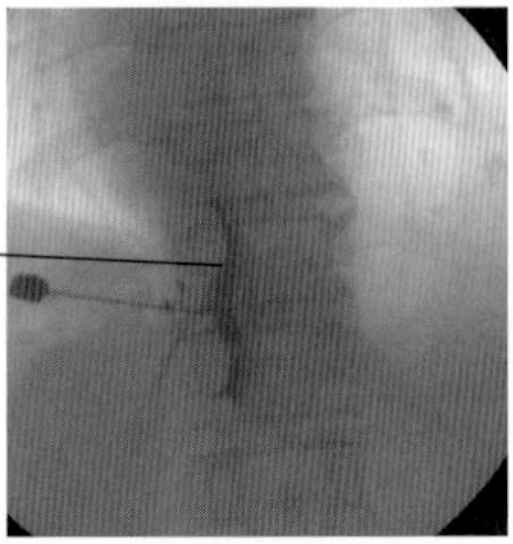

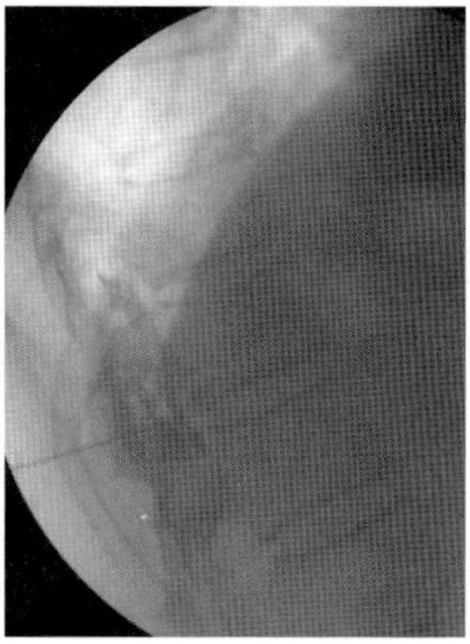

Part 2에서 소개한 〈사례 22〉의 환자는 대상포진 발생 후 2년이 지나도록 왼쪽 흉추 11번 신경이 분포하는 부위인 왼쪽 등쪽과 배꼽 주위의 배까지 찌르고 쓰라리고 스멀거리는 통증으로 힘들어 했던 환자였다.

왼쪽 11번 신경절에 항염증 주사와 고주파 열응고술을 받은 후, 2년 동안 환자를 괴롭히던 통증이 현저히 감소하였다.

사진들은 왼쪽 흉추 11번 신경에 고주파 열응고술을 시행한 모습이다. 옆 페이지의 사진은 흉추를 정면으로 보았을 때의 모습으로 바늘 끝이 왼쪽 흉추 11번 신경절에 위치해 있다. 위의 사진은 흉추를 측면으로 보았을 때의 모습으로 바늘 끝에 동그랗게 보이는 부위가 대상포진이 발병한 신경절의 모양이다.

Key Points!

- 대상포진 후 신경통은 나이에 비례하여 증가한다. 초기에 항바이러스 약물과 신경치료를 병행하여 만성적인 통증으로 넘어가지 않도록 해야 한다.
- 불필요한 약을 쓰지 말고 통증 경감이 중요하며, 부작용이 적은 약을 선택해야 한다.
- 이환된 신경뿌리에 대한 주사 치료나 고주파 열응고술 등이 통증을 줄여줄 수 있다.

03 대상포진 예방과 치료, 면역력 강화가 답이다

대상포진은 면역력과 밀접한 관련이 있다. 우리 몸 속에 잠복해 있던 대상포진 바이러스가 면역력이 약해진 틈을 타 활동을 개시하면서 발생하는 질병이기 때문이다. 따라서 대상포진이 발생했을 때 적절한 치료를 하는 것도 중요하지만, 평소에 면역력을 강화해 대상포진 바이러스가 고개를 들 여지를 주지 않는 것이 더 중요하다.

면역력을 강화하면 대상포진을 예방할 수 있음은 물론, 설령 대상포진이 발병했더라도 좀 더 수월하고 효과적으로 치료할 수 있다.

면역력은 어떤 원인에서든 우리 몸에 불균형이 일어났을 때 저하된다. 불균형이 생기는 원인은 다양하다. 우리 몸에 필요한 영양소를 골고루 섭취하지 않았을 때도 불균형이 일어나고, 과도한 스트레스도 불균형의 원인이 된다. 필요 이상의 열량을 섭취하고 그만큼 소비하지 못해 불균형이 일어나기도 한다.

결국 불균형은 대부분 생활습관과 관련이 있기 때문에 잘못된 생활습관만 바로 잡아도 면역력을 강화할 수 있다. 일상생활에서 면역력 강화를 위해 꾸준히 실천해야 할 생활요법은 다음과 같다.

스트레스가 쌓이지 않도록 그때그때 풀어준다

우리 몸에는 질병에 스스로 대항할 수 있는 면역체계가 있다. 이러한 면역체계에 어떤 원인에 의해서든 이상이 생기면 면역력이 떨어진다. 면역력을 떨어뜨리는 원인 중 빼놓을 수 없는 것이 '스트레스'다.

면역력을 주도하는 것 중 하나가 림프구이다. 림프구는 백혈구의 한 형태로 우리 몸에 질병을 일으키는 나쁜 바이러스가 이물질로 침투했을 때 선봉에 서서 이를 물리치는 역할을 한다.

그런데 스트레스를 받으면 우리 몸의 부신이라는 기관에서 아드레날린이 분비되는데, 아드레날린은 교감신경을 긴장시켜 혈관을 수축시키고 혈압을 상승시킬 뿐만 아니라, 림프구를 감소시키는 역할을 한다.

림프구와 함께 면역력을 좌우하는 중요한 세포가 NK(Natural Killer) 세포다. NK 세포는 바이러스에 감염된 세포나 암세포를 죽이는 세포인데, 스트레스를 받으면 NK 세포가 약해져 면역력이 떨어질 수밖에 없다.

이처럼 스트레스는 면역력을 떨어뜨리는 주범이기 때문에 면역력을 강화하려면 스트레스를 잘 관리해야 한다. 스트레스를 푸는 방법은 여러 가지다.

어떤 방법으로든 개인이 선호하는 방법으로 스트레스를 풀면 면역력을 강화하는데 도움이 되지만, 과학적으로 특히 효과가 검증된 방법들이 있다. 일상생활에서 실천하기도 쉽고, 효과도 좋은 방법은 다음과 같다.

신나게 웃을수록 면역력도 강화된다

스트레스를 푸는 데 웃음만큼 좋은 것도 드물다. 스트레스를 받으면 교감신경이 활성화되지만, 웃으면 부교감신경이 활성화되어 몸과 마음이 편안해진다. 신나게 웃어 스트레스를 풀면 스트레스로 인해 약해졌던 NK 면역세포도 다시 기운을 찾고, 그 수도 늘어난다.

웃음의 효과는 상상 이상이다. 웃음이 강력한 진통제 역할을 한다는 것은 이미 잘 알려진 사실이다. 웃으면 엔돌핀(endorphine; 'endo-', '-orphine'의 합성어로 'endogenous(내인성)'와 'morphine(몰핀)'이란 뜻으로 내인성 몰핀이라는 의미의 신경펩티드)이 많이 분비되는데, 이 호르몬은 아주 강력한 천연진통제 역할을 한다.

따라서 극심한 통증으로 고통스러워하는 암 환자나 아토피와 같이 면역체계에 이상이 생겨 발생하는 자가면역질환에 웃음치료를 도입해 효과를 본 예는 수도 없이 많다.

몸이 아픈 상태에서 웃기란 쉬운 일이 아니다. 하지만 아플수록,

면역력이 떨어져 있을수록 웃으려고 노력해야 한다. 이왕이면 크게 소리 내어 웃는 것이 좋다. 크게 웃을수록 면역력도 비례해 좋아지기 때문이다. 손뼉을 치면서 웃어도 효과가 배가된다.

신나게 노래를 부르면 면역세포가 늘어난다

노래를 부르는 것도 스트레스를 푸는 좋은 방법이다. 실제로 스트레스를 잔뜩 받았을 때 노래방에서 목청껏 노래를 신나게 부르면 가슴이 후련해지는 경험을 누구나 한번쯤은 했을 것이다.

신나는 노래로 스트레스를 풀면 신나게 웃었을 때와 마찬가지로 부교감신경이 활성화 돼 마음이 안정되고 면역력도 좋아진다.

노래와 면역력의 관계를 연구한 결과가 있다. 일본의 쇼와 약학대학의 호시 게이코 교수가 평소 노래를 좋아하는 3명과 싫어하는 2명을 대상으로 90분간 번갈아가며 노래를 부르게 한 뒤 혈액 속의 NK 세포수를 측정하는 실험을 했다. 그 결과 노래를 좋아해 즐겁게 노래를 부른 사람들은 NK 세포수가 크게 증가했는데, 노래를 싫어해 억지로 부른 사람들은 NK 세포가 줄었다.

이처럼 즐거운 마음으로 노래를 부르면 면역력을 강화하는 데 도움이 된다. 직접 노래를 부르지 않더라도 좋아하는 음악을 듣는 것만으로도 스트레스가 상당 부분 풀리니 평소 음악을 가까이하면서 즐겁게 살도록 노력한다.

명상과 복식호흡으로 스트레스를 줄인다

스트레스로 극도로 흥분했을 때 호흡만 잘 해도 마음이 안정될 수 있다. 호흡은 복식호흡이 효과적이다. 약 5초 동안 천천히 숨을 들이 마시고, 다시 5초 동안 천천히 숨을 내쉬면 흥분이 가라앉고 마음이 편해진다.

호흡과 함께 명상을 병행하면 더 효과적이다. 명상이란 부정적인 생각들을 떨쳐버리고, 긍정적이고 좋은 생각에 몰입하는 것이다. 명상을 하면 부정적인 생각을 억누르는 전전두엽이 활성화되고 스트레스 호르몬인 코티졸 수치가 낮아진다.

명상이 면역력을 강화하는 데 도움이 된다는 연구결과도 많다. 한 연구결과에 의하면 10년 이상 명상을 꾸준히 한 4명의 면역력을 검사했을 때, 면역세포인 NK 세포가 일반인들에 비해 높게 나타났다고 한다.

명상이 면역력을 저하시키는 주범인 스트레스를 완화하는 데 효과적이라는 것을 과학적으로 밝힌 연구결과도 있다. 세계적인 학술지 〈뉴로사이언스 레터스〉에 발표한 연구결과에 의하면 명상군이 비명상군에 비해 스트레스 지수가 낮고, 스트레스를 받았을 때 긍정적인 상태에서 분비되는 호르몬인 도파민의 수치가 높았다고 한다.

다만 어쩌다 명상을 한 번 하는 것만으로는 부족하다. 물론 스트레스를 받았을 때 차분히 명상을 하면 한결 스트레스가 줄어들지만, 좀 더 확실한 효과를 얻으려면 꾸준히 명상을 해야 한다. 하루 30분씩 주 5회 정도 꾸준히 하는 것이 좋지만, 현실적으로 어려울 때는 시간 날 때만이라도 하도록 노력하도록 한다.

Tip

마음챙김 명상

명상을 하는 방법은 다양하다. 인터넷에 '명상법'이란 키워드를 넣고 검색하면, 일일이 헤아리기도 어려울 정도로 많은 명상법이 나타날 정도다. 어떤 명상법이든 몸과 마음을 힘들게 하는 스트레스를 푸는 데 도움이 되지만, 이왕이면 의학적으로 효과가 검증된 명상법을 익혀 생활화하면 좀 더 효과적으로 스트레스를 관리할 수 있다. 그 중 하나가 마음챙김 명상이다.

마음챙김 명상은 불교에 뿌리를 두고 있다. 스님들이 마음을 수행하는 데 사용했던 명상법인데, 1980년 미국 매사추세츠 의과대학 카바트-진 박사가 처음으로 마음챙김 명상법을 활용한 스트레스 감소 프로그램을 개발했다.

보통 사람들은 이런 저런 생각이 많거나 해소하지 못하는 욕구가 있을 때 스트레스를 많이 받는다. 마음챙김은 생각과 욕구를 멈추고 철저하게 나를 내려놓는 훈련과도 같다. 판단하지도 않고, 집착하지도 않고, 순수하게 있는 그대로의 나를 보고 현재 나에게 어떤 감각이 느껴지는지에 집중한다. 억지로 마음을 붙잡으려 하거나 생각하지 않고, 마치 제3자처럼 객관적으로 스스로를 관찰하고 인식하는 것이다.

마음챙김 명상에 기반을 둔 스트레스 감소 프로그램의 효과는 기대 이상이다. 카바트-진 박사는 스트레스가 심한 한 생명공학 회사 직원들을 대상으로 프로그램을 실시했다. 1주일에 하루 3시간씩 8주를 계속했는데, 그 결과 스트레스 체감지수가 낮아진 것으로 나타났다.

마음챙김 명상이 면역력을 강화하는 데 도움이 되었다는 연구결과도 있다. 마음챙김 명상을 한 사람들을 대상으로 독감 바이러스를 주사하고 혈액 속에 형성된 항체의 양을 조사한 결과, 명상을 하지 않은 사람보다 더 많은 것으로 나타났다.

항체의 양이 많다는 것은 그만큼 면역력이 강하다는 것을 의미한다. 실제로 마음챙김 명상을 한 사람들은 그렇지 않은 사람보다 감기에 덜 걸렸으며, 설령 걸렸더라도 증세가 가벼워 쉽게 지나갔다.

마음챙김 명상은 먹기 명상, 보디스캔 명상, 정좌 명상, 요가 명상, 걷기 명상 등이 있다. 종류에 따라 하는 방법이 조금씩 다르지만 기본은 동일하다. 마음챙김 명상은 어떤 생각이나 감정이 일어나면 판단하지 않고, 그냥 그런 생각이나 감정이 있다는 것만 알아차리고 넘어가는 것이 중요하다.

억지로 감정이나 생각을 제어하려 하지 말고, 떠오르면 떠오르는 대로, 확산하면 확산하는 대로, 그러다 사라지면 사라지는 대로 내버려 두어야 한다. 감각, 생각, 감정 등 무엇이든 막지 않고, 흘러가도록 놔 두는 연습을 통해 마음을 챙기는 명상법이다.

면역력을 강화하기 위한 식이요법 수칙

면역력을 강화하려면 우선 균형잡힌 식사로 우리 몸에 필요한 영양소를 골고루 섭취하는 것이 중요하다. 아무리 몸에 좋은 음식이라도 지나치게 많이 섭취하면 오히려 건강을 해치고 면역력을 저하시킨다.

영양상의 균형이 깨지지 않도록 부족한 영양소는 보충하고 너무 많이 섭취하는 영양소는 줄여 전체적인 균형을 살리면 면역력은 저절로 좋아진다. 면역력을 강화하기 위해 지켜야 할 식이요법은 다음과 같다.

6대 영양소를 골고루 섭취한다

6대 영양소는 탄수화물, 지방, 단백질, 비타민, 무기질, 물이다. 이 중 탄수화물, 지방, 단백질은 열량을 내는 영양소로 부족하기보다는 과잉 섭취해 문제가 되는 경우가 많다. 특히 탄수화물과 지방은 필요 이상으로 많이 섭취해 각종 성인병을 비롯한 질병을 일으키는 원인이 되고 있는 상황이다.

반면 비타민과 무기질은 상대적으로 부족한 경우가 많다. 물은 아무런 영양소가 없다고 여겨 잘 섭취하지 않는 사람들이 많은데, 물 역시 중요한 영양소 중 하나이다. 물이 부족하면 신진대사가 잘 안 돼 면역력을 약화시킬 수 있다.

채소와 과일을 충분히 섭취한다

면역력을 강화하려면 채소와 과일을 충분히 섭취하는 것이 중요하다. 채소와 과일에는 면역력을 강화하는 데 결정적인 역할을 하는 비타민과 무기질이 풍부하기 때문이다.

흔히 강력한 항산화작용을 하고, NK 면역세포를 활성화시키는 대표적인 영양소로 비타민 C를 꼽지만, 비타민 C 뿐만 아니라 면역력을 강화하는 데 도움을 주는 비타민과 무기질은 상당히 다양하다.

또한 채소에는 플라보노이드라는 물질이 풍부하다. 플라보노이드는 NK 면역세포가 나쁜 바이러스와 암세포를 효과적으로 없애는 데 도움을 주는 물질이다. 항산화작용도 뛰어나 플라보노이드를 많이 섭취하면 면역력이 강화된다. 플라보노이드는 녹색 채소에 많이 들어 있다.

과일에 들어있는 유리 단당류도 면역력을 강화하는 데 큰 역할을 한다. 유리 단당류는 비록 탄수화물의 일종이지만 NK 세포를 활성화시켜 면역력을 강화시켜 준다.

면역력이 약한 사람의 NK 세포를 현미경으로 보면 세포벽이 쭈글쭈글하다. 그런데 유리 단당류를 섭취하면 쭈글쭈글했던 세포벽

표 비타민과 무기질이 면역력에 미치는 영향

구 분	면역력 효과
비타민 A	바이러스에 의해 감염된 세포나 비정상적인 암세포를 파괴하는 세포성 면역을 강화시키고, NK 세포나 T 세포를 활성화 시킨다.
비타민 B_1	헬퍼 T 세포나 킬러 T 세포가 증식하도록 돕는다.
비타민 B_6	골수, 흉선을 강화시켜 백혈구, 적혈구의 수를 늘려 면역 기능을 회복시켜 준다.
비타민 B_{12}	헬퍼 T 세포의 분화 및 유도를 촉진하고, NK 세포를 활성화 시킨다.
비타민 C	NK 세포를 활성화 시켜 강력한 항암작용을 하고, 활성산소를 없애주는 항산화기능도 뛰어나다.
비타민 D	NK 세포를 활성화 시킨다.
비타민 E	세포성 면역을 강화하고, 특히 노인의 면역력을 높이는 데 도움이 된다.
아 연	나쁜 균과 바이러스를 퇴치하는 백혈구 생성을 돕는다.
셀레늄	면역력을 떨어뜨리는 활성산소를 없앤다.

이 팽팽해진다. 유리 단당류는 과일 외에도 버섯에 많이 들어 있다.

인스턴트 음식을 삼간다

식품 첨가물이 많이 함유되어 있는 인스턴트 음식이 건강에 좋지 않다는 것은 이미 잘 알려진 사실이다.

대부분의 인스턴트 식품은 칼로리가 높고, 탄수화물이나 지방, 소금의 함량이 지나치게 많아 비만을 일으키고, 면역력을 저하시킬 위험이 크다. 또한 체내에 노화를 촉진하고, 면역세포를 약화시키는 활성산소가 생성되도록 촉진한다.

인스턴트 식품에 함유되어 있는 식품 첨가물도 암을 유발하거나 면역력을 약화시키므로, 인스턴트 음식은 가능한 한 멀리 하는 것이 좋다.

규칙적으로 식사한다

우리 몸에 필요한 영양소를 골고루 섭취하는 것도 중요하지만 영양소를 섭취하는 방법 또한 중요하다. 하루에 필요한 영양소를 한 끼에 몽땅 섭취할 수도 있다. 하지만 불규칙적으로 한꺼번에 몰아서 식사를 하면 소화를 시키기도 어렵고, 섭취한 영양소가 우리 몸이 필요한 곳에 제대로 전달되지도 않는다.

또한 한꺼번에 몰아서 식사를 하면 과식을 할 우려가 크고, 우리 몸이 영양소를 쓰지 않고 축적하려 들기 때문에 비만을 부르기 쉽다.

식사는 세 끼 모두 거르지 말고 규칙적으로 식사하는 것이 좋다. 특히 아침은 밤새 잠자던 뇌와 신체가 활동하는 데 필요한 영양소를 공급해주는 역할을 하기 때문에 걸러서는 안 된다.

'장' 건강을 챙겨야 면역체계가 튼튼해진다

면역력을 강화하기 위해 꼭 챙겨야 할 것 중 하나가 '장' 건강이다. 장은 섭취한 음식물에서 우리 몸에 필요한 영양소를 흡수하는 역할을 한다. 아무리 좋은 음식을 먹어도 장이 튼튼하지 않으면 영양소를 충분히 흡수하지 못하기 때문에 신체기관이 약해지고 면역력도 약해지기 쉽다.

영양분을 흡수하는 역할을 한다는 것만으로도 장이 중요하지만, 장 건강을 챙겨야 할 중요한 이유는 따로 있다. 장에는 면역체계를 이루는 면역세포들이 몰려 있다. 전체 면역세포 중 약 60~70%에 해당하는 면역세포가 장에 밀집되어 있기 때문에, 장 건강이 면역체계를 좌우한다고 해도 과언이 아니다.

장 건강을 지키려면 독소와의 전쟁이 불가피하다. 우리 몸 중 장만큼 독소가 생기기 쉬운 곳도 없다. 애초에 장에는 독소를 뿜어내는 유해균들이 살고 있다. 물론 유해균뿐만 아니라 우리 몸에 이로운 유익균들도 함께 산다.

장이 건강할 때는 유익균들이 유해균들보다 많아 유해균들이 활개를 치지 못하고 얌전히 있지만, 몸이 약해지면 유해균들이 기다렸다는 듯이 극성을 부리며 독소를 뿜어낸다.

유해균뿐만 아니라 우리가 매일 먹는 음식에도 독소가 많다. 장에서 영양분을 흡수하고 남은 음식물 찌꺼기는 독소덩어리나 마찬가지다. 그런 독소덩어리가 장에 머무는 시간이 길면 길수록 장은 독소의 공격을 감당하지 못해 약해지고, 장에 집중되어 있는 면역세포도 병들게 된다. 장 건강을 위협하고 면역력을 떨어뜨리는 독소를 없애는 방법은 다음과 같다.

프로바이오틱스 유산균을 많이 섭취한다

장 건강을 위협하는 독소를 없애려면 유해균을 없애고 유익균을 늘리면 된다. 프로바이오틱스(probiotics)는 우리 몸에 이로움을 주는 살아있는 미생물을 총칭하는 말로, 우리 몸에 유익한 균을 말하며 대표적인 것이 유산균이다. 요구르트나 요플레, 김치 등에 많이 들어 있다고 알려진 유산균이 프로바이오틱스에 포함된다.

하지만 음식물을 통해 프로바이오틱스를 섭취하기는 어렵다. 음식에 포함된 유산균의 양이 충분치 않은 데다, 장까지 살아서 도달할 확률이 지극히 낮기 때문이다. 따라서 프로바이오틱스를 원료로 만든 건강보조식품을 섭취하는 것도 괜찮다.

비타민과 무기질이 풍부한 음식을 먹는다

독소를 없애려면 비타민과 무기질이 꼭 필요하다. 그 중에서도 해독을 하는데 필요한 효소들의 활동을 돕는 비타민 B군, 강력한 항산화작용을 하는 비타민 C, 효소의 활동을 돕는 조효소 역할을 하는 비타민 E와 셀레늄은 중요한 영양소이다. 인돌, 황, 아연도 해독을 돕는 무기질이다.

비타민과 무기질은 채소나 과일에 풍부하다. 생으로 천천히 꼭꼭 씹어 먹는 것이 좋지만 먹기가 힘들 때는 믹서에 갈아 주스로 마셔도 좋다. 비타민과 무기질 역시 프로바이오틱스와 마찬가지로 건강보조식품의 도움을 받는 것도 나쁘지 않다.

식이섬유를 많이 섭취한다

식이섬유는 장을 깨끗하게 청소하는 역할을 한다. 식이섬유는 부드러운 식이섬유와 거친 식이섬유 두 가지가 있는데, 둘 다 해독에 관여한다. 부드러운 식이섬유는 장 내 유익균의 좋은 먹이가 되어 유익균이 증식할 수 있도록 돕는다. 반면 거친 식이섬유는 유해균과 독소, 음식물 찌꺼기, 지방 등을 흡착해 몸 밖으로 배출한다.

또한 장 운동을 도와 음식물 찌꺼기와 독소가 장 내에 오래 머물지 않도록 한다. 식이섬유 역시 채소에 많이 들어 있다. 다만 채소를 갈거나 삶으면 식이섬유가 많이 파괴되므로, 생으로 먹는 것이 좋다. 현미, 귀리 등 정제가 되지 않은 곡물에도 많이 포함되어 있으니 쌀밥보다는 잡곡밥을 많이 먹을 것을 권한다.

충분한 수분섭취를 한다

물은 우리 몸의 신진대사를 돕고 체내의 노폐물을 배출하고 해독작용을 하는데 중요한 역할을 한다. 꼭 해독이 아니더라도 물은 부족하면 몸 속의 전해질 균형을 깨뜨려 면역력을 약화시키므로 충분히 섭취해야 한다.

성인에게 필요한 하루 물 섭취량은 약 8잔(2리터)이다. 수분대사에 문제가 있는 경우가 아니라면 하루에 이 정도 물을 섭취해야 한다. 한꺼번에 많은 양의 물을 마시기보다 조금씩 나눠 마시는 것이 훨씬 좋다.

면역력을 강화하는 데 도움이 되는 음식

면역력을 강화하기 위해 지켜야 할 식이요법 수칙을 알아보았다. 우리 몸에 필요한 영양소가 너무 과하지도, 부족하지도 않게 적정량을, 골고루 섭취하는 것이 중요하지만, 이미 면역력이 떨어져 있다면 면역력을 강화하는 데 도움이 되는 음식을 충분히 섭취하는 것도 좋다.

주로 비타민과 미네랄이 풍부하면서도 항암 효과, 항산화 효과가 뛰어난 음식들인데, 대표적인 음식 몇 가지만 소개한다.

버 섯

버섯은 항암 성분이 풍부한 대표적인 건강식품 중의 하나이다. 단백질이 풍부하면서도 열량이 낮은데다, 식이섬유, 비타민과 철, 아연과 같은 무기질이 풍부해 많은 사람이 선호하는 식품이다.

버섯에 들어있는 식이섬유는 장 내에 있는 유해균, 노폐물, 발암물질 등을 흡착해 몸 밖으로 배출시키는 역할을 해, 면역 체계의 중추나 다름없는 장 건강을 돕는다.

비타민과 무기질도 면역력을 강화하는 데 많은 역할을 하지만, 버섯의 진균도 면역체계를 강화하는 데 일조한다. 미국 터프츠 대학 영양학과 글렌 카드웰 교수의 연구에 의하면 '진균이 면역체계를 강화해 박테리아와 바이러스 감염을 차단하고, 감염으로부터 우리 몸을 지켜주는 역할을 하는 사이토킨의 혈중수치를 증가시킨다'고 한다.

버섯은 표고버섯, 새송이, 양송이, 팽이버섯, 상황버섯, 영지버섯 등 종류가 무척 다양하다. 종류별로 영양소와 효능이 다르지만, 어떤 버섯이든 면역력을 강화하는 데 도움이 되므로 특별히 종류를 가리지 않아도 괜찮다.

마늘

마늘 역시 버섯과 더불어 강력한 항암 효과를 자랑하고 면역력을 강화하는 데 도움이 되는 식품으로 유명하다.

마늘을 먹으면 입에서 마늘 특유의 맵고 강한 맛이 나는데, 이는 마늘에 들어있는 알리신이란 성분 때문이다. 냄새의 원인이라는 것만 빼면 알리신은 항암, 항균, 항산화작용뿐만 아니라 면역기능까지 강화해주는 아주 좋은 성분이다. 살균작용이 뛰어나 아주 오래전에는 항생제 대신 마늘을 사용하기도 했다.

마늘은 생마늘로 먹을 때 효능이 가장 좋지만, 냄새가 너무 강해 먹기도 힘들고, 위에 자극을 줄 수 있기 때문에 다지거나 마늘장아찌로 먹는 것이 좋다. 요즘에는 마늘을 일정한 습도와 온도에서 발효시킨 흑마늘에 대한 관심도 높다.

흑마늘은 발효하는 과정에서 마늘의 주성분인 알리신이 분해돼 냄새가 줄어들어 먹기가 편하고 체내 흡수가 잘 된다. 면역력 강화를 비롯한 항암, 항균 효과는 그대로이거나 더 좋아지기 때문에, 그냥 마늘을 먹기 힘든 이들은 흑마늘을 섭취해도 좋다.

도라지

도라지는 폐와 기관지에 좋은 음식으로 알려져 있다. 가래를 삭히고, 기침이나 기관지염, 편도염과 인후 통증을 가라앉히는 효능이 뛰어나다. 또한 도라지에는 소염, 진통, 진정 효과도 있어, 두통을 잠재우는 데도 효과가 좋다.

이처럼 도라지가 다양한 효능을 갖는 데는 도라지에 많이 함유되어 있는 '사포닌' 성분의 힘이 크다. 이 사포닌 성분은 면역력을 강화하는 데도 큰 도움이 된다. 사포닌 성분은 도라지뿐만 아니라 인삼, 홍삼 등에도 많은데, 모두 면역력을 강화하는 데 좋은 음식으로 손꼽히고 있다.

양파

껍질을 벗겨도 계속 속살이 나오는 것만큼 양파의 효능도 무척 다양하다. 우선 양파에 많이 함유되어 있는 생리활성물질은 면역체계를 강화하는 데 꼭 필요한 비타민 C의 흡수를 돕는다. 또한 양파의 매운 맛을 내는 '황' 성분은 나쁜 콜레스테롤을 낮추고 몸에 좋은 콜레스테롤을 증가시켜 혈액을 정화시켜 주는 역할을 한다.

뿐만 아니라 양파에 들어있는 항산화 물질인 퀘세틴은 강력한 항암 작용과 함께 체내의 유해한 활성산소를 없애준다. 섬유질이 풍부해 장을 깨끗하게 청소하는 데도 도움이 된다. 장은 면역세포가 집중적으로 몰려 있는 곳이어서 장이 튼튼하면 면역력은 당연히 좋아진다.

생 강

생강 특유의 달콤하면서도 매운 맛을 내는 진저롤, 쇼가올과 같은 페놀화합물은 면역력을 강화하는 데 도움이 되는 성분이다. 진저롤은 위장관의 운동을 도와 소화를 촉진시키는 역할을 하며, 염증을 없애고 유해한 박테리아를 제거하는 기능을 한다. 통증을 가라앉히고 열을 내려주는 효능도 있다. 쇼가올도 진저롤과 비슷한 기능을 하는데, 진저롤보다 항염증과 진통 효과가 뛰어나다.

진저롤과 쇼가올은 강력한 항산화 작용도 한다. 면역세포를 병들게 하는 활성산소를 제거해 면역력을 높이고, 활성산소가 유전자를 손상시키지 못하도록 차단함으로써 암을 예방해주는 효과도 있다.

녹황색 채소

면역력을 강화하는 데 꼭 필요한 영양소는 비타민과 무기질이다. 비타민과 무기질이 풍부한 식품으로는 단연 녹황색 채소가 으뜸이다. 녹황색 채소란 말 그대로 녹색이나 등황색을 띠는 채소로, 거의 대부분의 채소가 녹황색 채소에 속한다. 시금치, 풋고추, 부추, 쑥갓, 상추, 깻잎, 근대, 당근, 피망, 호박, 고구마 등이 대표적인 녹황색 채소다.

녹황색 채소에는 비타민 A와 C를 비롯해 면역력을 강화하는 각종 비타민이 풍부하다. 또한 육류와 곡류와 같은 산성식품을 중화하는 칼슘과 칼륨을 비롯한 무기질도 많이 들어 있다. 무엇보다 녹황색 채소에는 식이섬유가 풍부해 면역력을 떨어뜨리는 장 내 유해세균과 노폐물을 깨끗하게 없애 준다.

굴

면역력을 강화하려면 비타민과 무기질을 충분히 섭취하는 것도 중요하지만, 질 좋은 단백질을 섭취하는 것도 매우 중요하다. 단백질은 면역세포를 만들고 성장시키는 데 없어서는 안 될 중요한 영양소이기 때문이다. 굴은 바다의 우유라고 불릴 정도로 단백질이 풍부하다.

굴은 지방 함량이 낮고 단백질은 많은 고단백 식품으로, 우유에 비해 단백질 함량이 3배나 많다. 단백질만 풍부한 것이 아니라, 굴에는 아연, 인, 마그네슘, 칼슘, 철분 등과 같은 무기질과 비타민 A, B_1, B_2, C와 같은 비타민도 풍부하다. 결국 면역력을 강화하는 데 필요한 비타민과 무기질, 단백질을 골고루 갖춘 최고의 식품이라 해도 손색이 없다.

등 푸른 생선

등 푸른 생선에는 양질의 단백질과 오메가3 지방산이 풍부하다.

오메가3는 불포화지방산으로 몸에 나쁜 콜레스테롤을 없애주고, 몸에 좋은 콜레스테롤을 증가시켜 준다. 또한 비정상적으로 혈액이 응고하는 것을 막아주고, 혈액순환을 돕는다.

보통 오메가3는 머리를 똑똑하게 만들어 준다고 하는데, 이는 오메가3의 일종인 DHA 때문이다. DHA는 뇌세포를 활성화시켜 기억력과 학습능력을 향상시키는 성분이다. 뇌세포만 활성화시키는 것이 아니라, 혈액순환을 개선함으로서 면역세포를 활성화시켜 면역력을 강화하는데도 일조한다.

단백질과 오메가3 외에도 등 푸른 생선에는 비타민 B군과 비타민 A, D 등이 풍부한데, 이 또한 면역력을 강화하는데 꼭 필요한 영양소이다.

등 푸른 생선에는 참치, 삼치, 고등어, 정어리, 꽁치, 전갱이 등이 있다. 면역력을 강화하는 성분은 대부분 껍질과 주변 살에 많다. 껍질에 지방이 많다고 살만 먹는 분들이 있는데, 등 푸른 생선의 지방은 몸에 좋은 오메가3이므로 껍질째 먹도록 한다.

강황

강황은 카레 재료로 많이 쓰인다. 맛도 좋지만 강황에 포함되어 있는 커큐민은 천연 항생제라 불릴 정도로 강력한 항산화 작용, 항염 작용을 자랑한다.

커큐민은 웬만한 염증은 다 가라앉힐 수 있을 정도로 효능이 뛰어나고, 몸에 나쁜 세균이나 바이러스를 제거해 면역력을 높여준다. 또한 커큐민은 항암효과도 우수한데, 정상적인 세포는 그대로 둔 채, 암세포만 스스로 죽도록 유도한다.

강황의 커큐민은 체내 흡수율이 낮은 편이다. 커큐민은 지방과 함께 섭취할 때 흡수율이 높아지니, 우유나 요구르트와 같은 유제품과 같이 먹도록 한다. 후추의 피페린 성분도 흡수율을 높여준다.

홍 삼

홍삼이 면역력을 강화하는 데 효과가 있다는 것은 이미 잘 알려진 사실이다. 홍삼은 식품의약품안전청으로부터 면역력을 개선하는 효능이 있음을 인정받은 식품이기도 하다. 홍삼의 주성분 역시 인삼이나 도라지에 많이 들어있는 '사포닌'이다.

하지만 홍삼은 제조과정에서 인삼이나 수삼에는 없는 새로운 생리활성 물질들이 생성된다. 항산화 작용이 뛰어난 '말톨' 성분도 그 중 하나다. 또한 사포닌의 일종인 진세노사이드의 화학구조가 홍삼을 제조하는 과정에서 변하면서 항암 성분, 함염증 성분, 간해독 성분, 중금속 해독 성분 등이 새로 생기거나 증가한다.

홍삼은 증기로 찌고 건조시키는 과정에서 독성은 없애고 몸에 좋은 성분은 증가해 누구나 안심하고 먹을 수 있는 식품으로 알려져 있다. 하지만 제조과정에서 많이 순화되기는 했지만 홍삼도 인삼처럼 기본적으로는 열이 많은 음식이라, 평소 몸에 열이 많거나 혈압이 지나치게 높은 사람은 삼가는 것이 좋다.

토마토

'토마토가 빨갛게 익을수록 의사의 얼굴은 파래진다'는 서양 속담이 있다. 이는 토마토가 워낙 몸에 좋은, 영양소가 풍부한 채소라 사람들이 토마토를 많이 먹으면 면역력이 강해져 병원을 찾을 일이 없다는 것을 빗댄 이야기다.

실제로 토마토에는 비타민 A, 비타민 C는 물론 엽산, 칼륨을 비롯한 무기질도 아주 풍부하다. 수분과 식이섬유가 풍부해 위와 장을 튼튼히 하고, 신진대사를 촉진시키는 역할을 한다. 무엇보다 토마토의 붉은 빛을 내는 '라이코펜' 성분은 강력한 항산화 작용을 한다.

라이코펜의 항산화 효과는 베타카로틴의 2배인 것으로 알려져 있다. 따라서 활성산소를 효과적으로 제거해주어 면역력을 높이고, 암을 예방하는 데 도움이 된다. 라이코펜은 특히 전립선암, 유방암, 대장암을 예방하는 데 효과가 있는 것으로 알려져 있다.

라이코펜은 지용성이므로 그냥 먹는 것보다 익혀 먹는 것이 좋다. 기름에 살짝 익히면 효과가 약 7배 가량 높아진다고 한다.

꾸준히 운동한다

균형잡힌 식사와 함께 면역력을 강화하는 데 꼭 해야 할 것이 '운동'이다. 식이요법만으로 면역력을 강화하는 데는 한계가 있다. 식이요법과 함께 운동을 병행했을 때, 우리 몸의 면역력은 효과적으로 강화된다. 운동을 하면 혈액순환이 좋아지고, 대사 기능이 향상되면서 나쁜 세균이나 바이러스에 맞서 싸우는 백혈구가 늘어나기 때문이다.

유산소 운동은 기본

면역력을 강화하는 데 가장 좋은 운동은 유산소 운동이다. 산책, 걷기, 가볍게 달리기, 자전거 타기, 수영 등이 유산소 운동에 속한다. 유산소 기능은 심폐기능을 강화하고, 나쁜 세균이나 바이러스의 좋은 먹이가 되는 체지방을 감소시키는 데 효과적이다.

또한 체지방이 많이 쌓이면 몸에 염증이 생기기 쉽다. 염증이 오랜 기간 지속되면 당연히 면역력은 약해질 수밖에 없다. 체지방은 식이요법만으로는 빼기 어렵다. 유산소 운동을 통해서만 효과적으로 없앨 수 있으므로, 면역력을 키우고 싶다면 기본적으로 유산소 운동을 해야 한다.

유산소 운동은 한꺼번에 오래 하는 것보다 조금씩이라도 규칙적으로 하는 것이 좋다. 다만 체지방은 유산소 운동으로 몸이 충분히 더워졌을 때 비로소 타기 시작한다. 즉 운동을 시작한 후 약 20분까지는 탄수화물을 소비하고, 그 이후부터 축적된 체지방을 소비하기 때문에 체지방을 없애려면 최소한 20분 이상 운동해야 한다.

그렇다고 한꺼번에 너무 오래 유산소 운동을 하는 것은 좋지 않다. 욕심을 부려 운동을 너무 많이 하면 피로 물질인 젖산과 스트레스 호르몬이 분비돼 오히려 면역력을 떨어뜨릴 수 있기 때문이다. 몸이 피로를 느끼지 않는 선에서 운동을 하도록 한다. 보통 하루 30분 정도, 일주일에 3~4회 가량 하는 것이 가장 좋다.

이왕이면 실내보다 맑은 공기를 마시고, 햇볕을 쪼일 수 있는 야외에서 하는 것이 더 좋다. 맑은 공기와 나무나 숲에서 나오는 피톤치드가 스트레스를 줄여주고 면역력을 강화하는데 도움이 되기 때문이다.

근력운동으로 면역력에 날개를 단다

나이가 들면 아무래도 면역력이 젊었을 때보다 떨어지는 경향이 있다. 그 이유는 여러 가지가 있겠지만, 근육량의 감소를 빼놓을 수 없다. 나이가 들면 근육량도 줄고, 근육의 질도 나빠진다. 근육은 기초대사량을 늘리고 신진대사를 촉진시키는 데 중요한 역할을 한다. 기초대사량은 기초체력과 밀접한 관련이 있다. 당연히 기초체력이 튼튼하면 면역력도 좋다.

신진대사도 면역력에 많은 영향을 미친다. 신진대사가 활발하면 우리 몸에 필요한 영양소를 골고루 공급해 줄 뿐만 아니라, 몸에 나쁜 독소와 유해물질을 배출해 면역력이 좋아진다. 혈관이 튼튼해지고 혈류량이 늘 뿐만 아니라, 바이러스나 독소를 제거하는 백혈구 기능도 강화돼 면역력을 높인다.

이처럼 근육은 면역력에 중요한 역할을 하므로, 운동을 할 때는 유산소 운동과 함께 근력운동을 병행하는 것이 좋다.

근력운동은 매일 하는 것보다 하루걸러 한 번씩 하는 것이 좋다. 그래야 근육에 피로가 쌓이지 않고, 무리한 근력운동으로 다칠 위험이 적기 때문이다. 매일 하고 싶다면 하루는 상체, 하루는 하체와 같이 부위를 바꿔가며 운동하도록 한다. 하루는 상체만 집중적으로 하고, 다음날에 하체 근력운동을 하면 하루 운동하고 하루 쉬는 것이어서 근육에 무리가 가지 않는다.

적절한 수면, 질 좋은 수면이 필요하다

현대인들은 대부분 잠을 충분히 잘 시간이 부족하다. 치열한 경쟁사회에서 살아남으려면 어쩔 수 없이 잠을 줄이고 일을 하거나 자기계발을 해야 하기 때문이다. 상황은 충분히 이해하지만 만성적인 수면부족은 면역력 저하를 불러온다.

우리 몸의 기능을 회복시키거나 성장시키는 물질은 대부분 밤에 분비된다. 흔히 아이들은 잠을 잘 자야 쑥쑥 자란다고 말하는데, 근거가 있는 말이다. 성장 호르몬은 자는 동안 분비되기 때문에 아이들이 밤늦게까지 잠을 안 자면, 키도 잘 안 크고 성장도 더디다.

성장 호르몬은 성장 뿐만 아니라 면역력을 강화하는 데도 도움이 된다. 또한 성장 호르몬은 성장기에만 분비되는 호르몬이 아니다.

약 55세까지 성장호르몬이 분비되는데, 25세 이전까지는 뼈를 성장시키고 근육을 늘려주는 역할을 많이 한다면, 25세 이후에는 피부를 구성하는 콜라겐과 인대와 같은 결체조직과 근육을 늘려주고, 지방분해를 촉진하는 데 기여한다. 결국 성장호르몬은 우리 몸의 성장과 재생을 도와 면역력을 강화하는 데 일조하는 셈이다.

우리 몸에는 내분비기관과 함께 신체 내부의 적절한 균형을 유지해주는 역할을 하는 자율신경이라는 것이 있다. 자율신경은 다시 교감신경과 부교감신경으로 나뉘는데, 아침에 일어나 활동할 때 주로 활성화 되는 신경이 교감신경이고, 밤에 잘 때 활성화되는 신경이 부교감신경이다.

신체의 기관을 깨워 열심히 움직이게 하는 것이 교감신경인 반면, 편안하게 휴식을 취하게 만드는 것이 부교감신경이라 이해하면 큰 무리가 없다.

면역체계는 교감신경과 부교감신경이 조화를 이룰 때 강화된다. 어느 한쪽 신경만 지나치게 활성화되어 있으면 면역체계에 이상이 생기기 쉽다.

그런데 현대인들은 대체적으로 잠이 부족하고 일상생활에서 스트레스를 많이 받다 보니, 부교감신경에 비해 교감신경이 늘 긴장되고 활성화되어 있는 상태다. 현대인들의 면역력이 옛날 선조들에 비해 약해진 것도 이와 관련이 있다.

낮에 열심히 제 역할을 한 교감신경을 쉬게 하고 부교감신경을 활성화시켜, 우리 몸이 충분한 휴식을 취하면서 회복하려면 충분한 수면을 취해야 한다. 적절한 수면시간은 사람에 따라 다르지만 보통 7~8시간을 적정 수면시간으로 보고 있다.

한 연구결과에 따르면 하루 수면시간이 7시간이 안 되는 사람은 7시간을 자는 사람에 비해 감기에 걸릴 확률이 3배나 높다고 한다. 이는 수면이 부족할 경우 면역력이 저하됨을 보여주는 연구결과이다.

수면시간 못지 않게 수면의 질도 중요하다. 수면시간이 충분한 듯 보여도 푹 자지 못하고 설치면, 오히려 면역체계에 이상이 생길 수 있다. 또한 똑같이 잠을 자도 낮에 잠을 자는 것과 밤에 잠을 자는 것은 다르다. 밤에 잠을 자야 면역력을 강화하는 데 필요한 물

Tip

불면증을 이기기 위해 지켜야 할 생활수칙

잠을 잘 자야 면역력이 강화되는데, 안타깝게도 밤마다 잠을 이루지 못해 고생하는 분들이 많다. 어쩌다 하루 잠을 설치는 정도야 큰 문제가 없지만, 장기간 계속 불면증에 시달리면 면역력이 약해질 대로 약해져 대상포진을 비롯한 각종 질병에 취약해질 수 밖에 없다.

불면증은 잘못된 생활습관만 고쳐도 많이 좋아진다. 불면증을 이기고 건강하고 질 좋은 수면을 취하기 위해 지켜야 할 생활수칙은 다음과 같다.

1. 일정한 시간에 잠자리에 드는 습관을 들인다.
2. 낮에 햇빛을 충분히 쪼인다. 햇빛을 쪼이면 행복호르몬이라 불리는 세로토닌이 분비되는데, 이는 수면을 조절하는 멜라토닌을 만들어 내기 때문이다.
3. 작은 불빛까지 가려야 한다. 수면 호르몬인 멜라토닌은 눈에 빛이 들어오지 않을 때 잘 분비된다.
4. 잠자리에 들기 3시간 전에는 음식을 먹지 않는다. 음식을 먹으면 소화기관이 음식물을 소화시키느라 움직이기 때문에 뇌가 잠들지 못하고 깨어있다. 특히 당분이 많은 음식은 수면을 방해하므로 멀리하도록 한다. 단, 너무 배가 고파도 잠이 잘 오지 않으므로, 우유나 과일 등으로 허기를 면하는 것이 좋다.
5. 적당히 운동을 한다. 잠자기 전 너무 격렬하게 운동을 하면 몸이 피곤하고 혈액순환이 빨라져 잠이 잘 오지 않는다. 가벼운 스트레칭 정도가 적당하다.
6. 억지로 잠을 청하지 않는다. 잠이 쉽게 들지 않을 때는 차라리 일어나 책을 읽거나 다른 활동을 하는 것이 좋다. 다만 스마트폰이나 TV, 컴퓨터 등에서 나오는 빛은 각성상태를 유발하므로 피해야 한다.

질들이 잘 분비되고, 숙면을 취할 수 있다.

특히 밤 10시부터 새벽 2시까지는 성장과 면역력 강화에 필요한 물질들이 가장 왕성하게 분비되는 시간이므로, 가능한 한 이 시간에는 잠을 자는 것이 좋다.

체온을 유지한다

사람의 정상체온은 36.5℃다. 이 체온을 잘 유지해야 면역력이 떨어지는 것을 막을 수 있다. 정상체온에서 체온이 1℃만 내려가도 신진대사는 12%, 면역력은 30%까지 떨어진다고 한다.

체온이 내려갔을 때 면역력이 약해지는 이유는 분명하다. 날씨는 1℃ 차이가 그리 크지 않지만, 인체 내에서 1℃는 면역체계를 비롯한 신체 기관이 잘 돌아갈 수 있게 활성화시킬 수도, 반대로 크게 위축시킬 수도 있는 온도이다.

보통 우리 몸은 정상체온인 36.5℃를 유지할 때 상태가 가장 좋다. 체온이 내려가면 혈액순환이 잘 되지 않아, 우리 몸에 필요한 영양분을 골고루 공급하지 못해 신체기관이 약해지기 쉽다. 추위에 떨면서 식사를 했을 때, 소화가 잘 안 돼 고생한 경험이 있을 것이다. 이는 체온이 내려가 소화기관이 원활히 작동하지 못하고, 소화에 필요한 물질을 충분히 분비하지 못했기 때문이다.

이처럼 체온은 건강과 밀접한 관련이 있으므로, 항상 정상체온을 유지하기 위해 노력해야 한다. 특히 체온은 기온변화에 민감하므로, 실내와 바깥 온도가 10℃ 이상 차이가 날 때는 더욱 각별히 조심해야 한다.

체온을 유지하려면 따뜻한 물을 자주 마시는 것이 좋다. 적당한 온도에서 목욕을 하는 것도 도움이 된다. 목욕을 할 때는 따뜻한 물에 10~15분 정도 온욕을 하는 것이 좋다. 적당한 목욕은 체온도 올리고, 스트레스를 푸는 데도 도움이 되지만, 너무 뜨거운 물에서 오랫동안 목욕을 하면 역효과가 난다.

운동도 체온을 유지하는 데 도움이 된다. 체온은 근육량과 관계가 있다. 근육량이 줄면 체온이 떨어지기 쉽기 때문에, 적절한 근력운동으로 근육량이 줄어들지 않도록 해야 한다.

약물을 남용해서는 안 된다

생명을 위협하는 아주 치명적인 질병이 아니라면 대부분 약을 먹지 않아도 시간이 지나면 저절로 낫는다. 우리 몸에는 스스로 자기 몸을 치유하는 면역체계가 있기 때문이다. 하지만 의학이 발달하면서 사람들은 면역체계가 스스로 아픈 몸을 치유할 수 있도록 기다리지 않는다.

물론 무리하게 고통을 인내할 필요는 없다. 정확한 진단 없이 무조건 면역체계에 의존해 병이 낫기를 기다리다가 오히려 병을 키울 위험도 크다.

정확한 진단 하에 적절한 약물을 복용하는 것은 아무 문제가 되지 않는다. 문제는 약물 남용이다. 현대인들은 굳이 약을 복용하지 않아도 되는데 약을 먹거나, 적정량 이상의 약을 과잉 복용하는 경향이 있다. 예를 들어 감기는 특별한 치료약이 없는 질병이다. 충분히 영양섭취를 하면서 잘 쉬면 저절로 낫는 병인데, 감기에 걸리면 열에 아홉은 약을 먹는다.

감기약 성분은 대부분 소염진통제나 항생제다. 이런 약들은 감기를 근본적으로 치료해 주지는 못한다. 단지 증상을 완화시켜줄 뿐이지만, 감기가 낫는 동안 수월하게 견딜 수 있게 도와준다는 면에서 상황에 따라 적정량의 감기약을 복용하는 것도 나쁘지 않다. 하지만 필요 이상으로 많은 약을 복용하는 경우가 많아 문제가 된다.

항생제와 소염진통제를 비롯한 약들은 대부분 면역력을 저하시킨다. 약을 많이 먹으면 면역체계는 굳이 할 일이 없다고 생각하고, 스스로 병을 치유할 생각을 하지 않는다. 신체의 모든 기관은 쓰지 않으면 퇴화한다. 면역체계도 마찬가지다. 장기간 지나치게 약에 의존해 남용하다보면, 면역체계는 점점 약해질 수 밖에 없다.

그뿐만이 아니다. 약을 장기간 복용하면 대부분 내성이 생긴다. 내성이 생기면 더 이상 약을 복용해도 효과가 없어, 더 많은 약에 의지하게 되어 면역력은 더욱 약해진다. 또한 약도 몸에 들어가면 해독과정을 거쳐야 하는데, 약을 너무 많이 먹어 간에 부담이 가면 활성산소가 많이 발생해 면역세포가 손상된다.

간 뿐만 아니라 장에도 부담을 준다. 약을 많이 먹으면 위와 장 점막이 손상되어 염증이 생길 수 있다. 또한 장 내 유해균을 증식시켜, 면역체계의 중추나 다름없는 장 건강을 위협하기 때문에 지나치게 약물을 남용해서는 안 된다.

Key Points!

- 대상포진 예방은 면역력 강화가 핵심이며, 생활습관만 바로잡아도 된다.
- 스트레스를 받으면 NK 세포가 약해져 면역력이 떨어진다.
- 신나게 웃거나 노래를 부르면 면역세포가 활성화되고 면역력이 강해진다.
- 명상과 복식호흡으로 스트레스를 줄인다.
- 6대 영양소를 골고루 섭취하고, 야채와 과일을 많이 섭취하고, 인스턴스 식품을 멀리하는 등 균형잡힌 식사가 중요하다.
- 유산균과 식이섬유 등을 통해 장을 건강하게 해야 면역력이 높아진다.
- 달리기나 자전거 등 꾸준한 운동을 통해 면역력을 강화하는 것이 중요하다.
- 질 좋은 충분한 수면과 체온유지가 면역 강화에 도움이 된다.

참고문헌

1. www.patient.co.uk/doctor/human-herpes-viruses.

2. Gilden D, Mahalingam R, Nagel M.A, Pugazhenthi S, Cohrs R.J. Neuropathol Appl Neurobiol. 2011; 37: 441-463.

3. Beards G, Graham C, Pillay D “Investigation of vesicular rashes for HSV and VZV by PCR”. J. Med. Virol 1998; 54: 155-157.

4. Fields HL, Rowbotham M, Baron R. Review: Postherpetic neuralgia; Irritable nociceptors and deafferentation Neurobiology of Dis. 1998; 5: 209-27.

5. Higa K, Dan K, Manabe H. Varicella-zoster virus infections during pregnancy: hypothesis concerning the mechanisms of congenital malformations. Obstet Gynecol.1987; 69(2): 214-22.

6. Paryani SG, Arvin AM. Intrauterine infection with varicella-zoster virus after maternal varicella. N Engl J Med 1986; 314(24): 1542-6.

7. Anna Pupco, MD, Pina Bozzo, and Gideon Koren, MD FRCPC FACMT. Herpes zoster during pregnancy. Can Fam Physician. 2011; 57(10): 1133.

8. Sung Hee Oh. Update in Varicella Vaccination. Korean J Pediatr 2006;4 9: 229-234

9. Jung BF, Johnson RW, Griffin DRJ, Dworkin RH. Risk factors for postherpetic neuralgia in patients with herpes zoster. Neurology 2004; 62: 1545-51.

10. Mick G. Vaccination: a new option to reduce the burden of herpes zoster. Expert Rev. Vaccines. 2010; 9: 31-5.

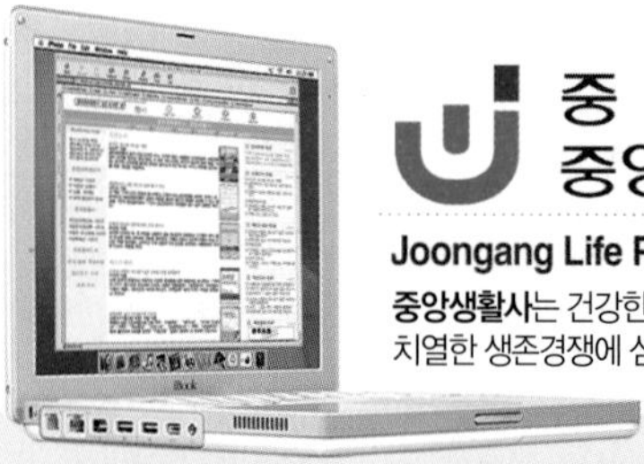

중 앙 생 활 사
중앙경제평론사

Joongang Life Publishing Co. /Joongang Economy Publishing Co.

중앙생활사는 건강한 생활, 행복한 삶을 일군다는 신념 아래 설립된 건강 · 실용서 전문 출판사로서 치열한 생존경쟁에 심신이 지친 현대인에게 건강과 생활의 지혜를 주는 책을 발간하고 있습니다.

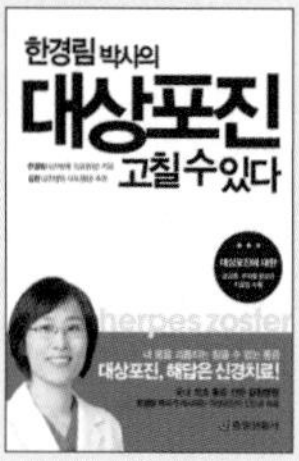

한경림 박사의 대상포진 고칠 수 있다

초판 1쇄 인쇄 | 2015년 4월 15일
초판 1쇄 발행 | 2015년 4월 20일

지은이 | 한경림(Kyungream Han)
펴낸이 | 최점옥(Jeomog Choi)
펴낸곳 | 중앙생활사(Joongang Life Publishing Co.)

대　　표 | 김용주
책임편집 | 이종무
본문디자인 | 박정윤

출력 | 케이피알　종이 | 한솔PNS　인쇄 | 케이피알　제본 | 은정제책사

잘못된 책은 구입한 서점에서 교환해드립니다.
가격은 표지 뒷면에 있습니다.

ISBN 978-89-6141-153-0(03510)

등록 | 1999년 1월 16일 제2-2730호
주소 | ㊍100-826 서울시 중구 다산로20길 5(신당4동 340-128) 중앙빌딩
전화 | (02)2253-4463(代)　팩스 | (02)2253-7988
홈페이지 | www.japub.co.kr　블로그 | http://blog.naver.com/japub
페이스북 | https://www.facebook.com/japub.co.kr　이메일 | japub@naver.com
♣ 중앙생활사는 중앙경제평론사 · 중앙에듀북스와 자매회사입니다.

※ 이 도서의 국립중앙도서관 출판시도서목록(CIP)은 서지정보유통지원시스템 홈페이지(http://seoji.nl.go.kr)와 국가자료공동목록시스템(http://www.nl.go.kr/kolisnet)에서 이용하실 수 있습니다.(CIP제어번호:CIP2015008629)